FLORENCE STOIBER

ABNEHMEN
und schlank bleiben
mit SKYR

FLORENCE STOIBER

ABNEHMEN
und schlank bleiben
mit SKYR

50 eiweißreiche
und kalorienarme
Rezepte

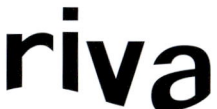

Bibliografische Information der Deutschen Nationalbibliothek
Die Deutsche Nationalbibliothek verzeichnet diese Publikation in der Deutschen Nationalbibliografie. Detaillierte bibliografische Daten sind im Internet über http://d-nb.de abrufbar.

Für Fragen und Anregungen
info@rivaverlag.de

Wichtiger Hinweis
Dieses Buch ist für Lernzwecke gedacht. Es stellt keinen Ersatz für eine individuelle medizinische Beratung dar und sollte auch nicht als solcher benutzt werden. Wenn Sie medizinischen Rat einholen wollen, konsultieren Sie bitte einen qualifizierten Arzt. Der Verlag und die Autorin haften für keine nachteiligen Auswirkungen, die in einem direkten oder indirekten Zusammenhang mit den Informationen stehen, die in diesem Buch enthalten sind.

Originalausgabe
1. Auflage 2020
© 2020 by riva Verlag, ein Imprint der Münchner Verlagsgruppe GmbH
Nymphenburger Straße 86
D-80636 München
Tel.: 089 651285-0
Fax: 089 652096

Redaktion: Caroline Kazianka
Umschlaggestaltung: Isabella Dorsch
Umschlagabbildungen und Abbildungen im Innenteil: Florence Stoiber
Satz: inpunkt[w]o, Haiger (www.inpunktwo.de)
Druck: Florjancic Tisk d.o.o., Slowenien
Printed in the EU

ISBN Print 978-3-7423-1245-7
ISBN E-Book (PDF) 978-3-7453-0935-5
ISBN E-Book (EPUB, Mobi) 978-3-7453-0936-2

Weitere Informationen zum Verlag finden Sie unter

www.rivaverlag.de

Beachten Sie auch unsere weiteren Verlage unter www.m-vg.de

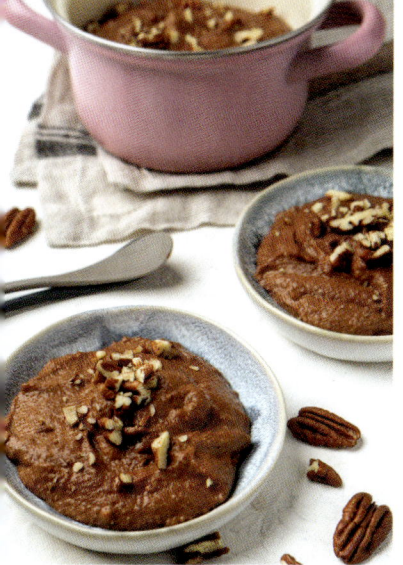

INHALT

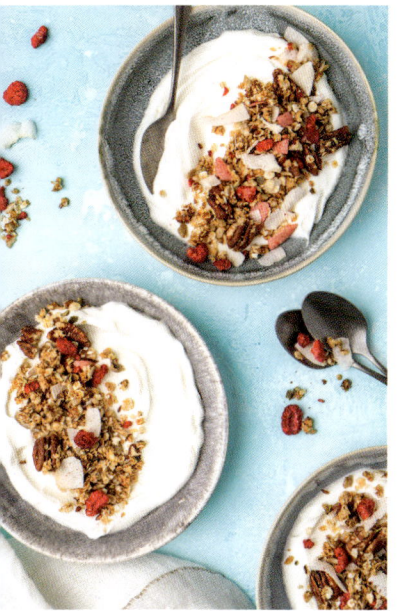

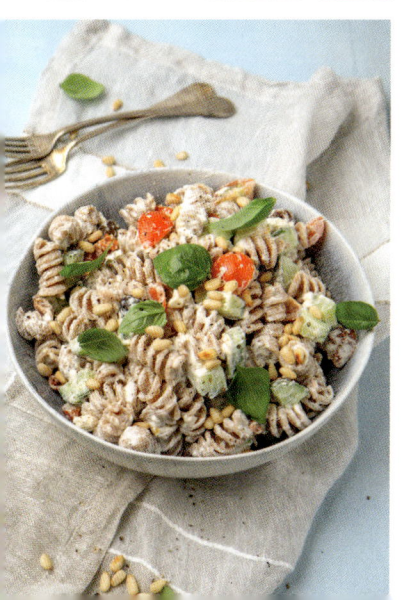

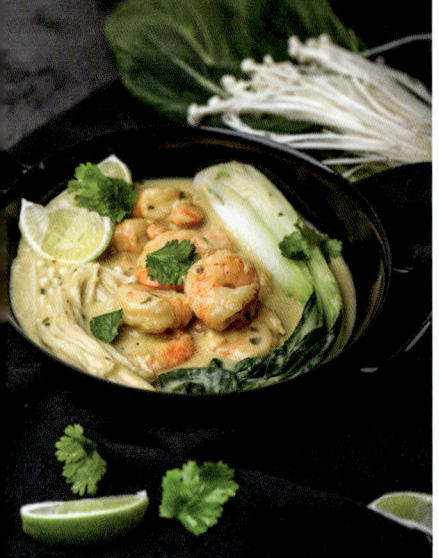

53   Abendessen

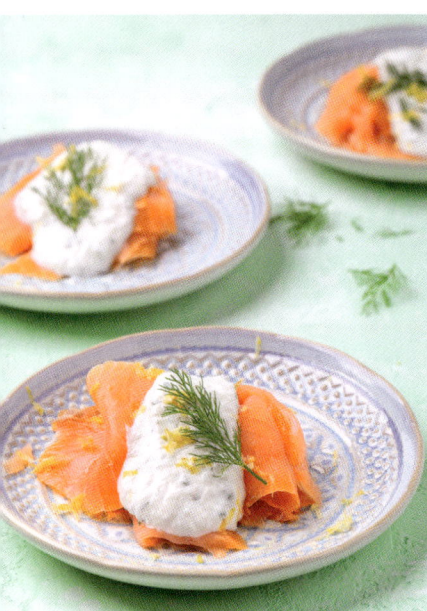

75   Snacks

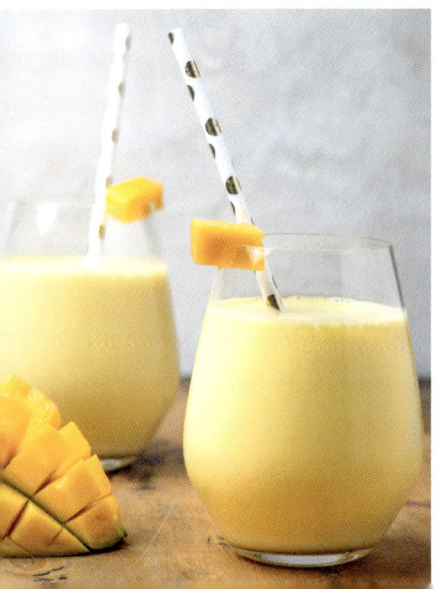

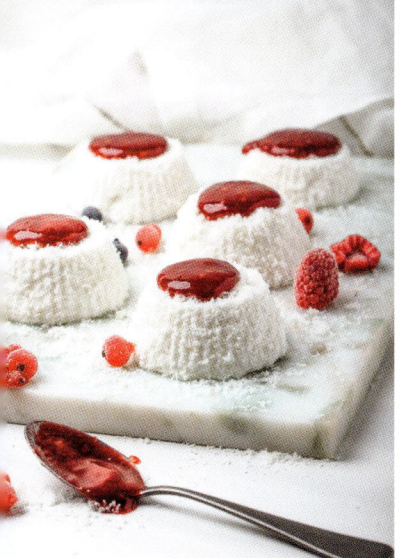

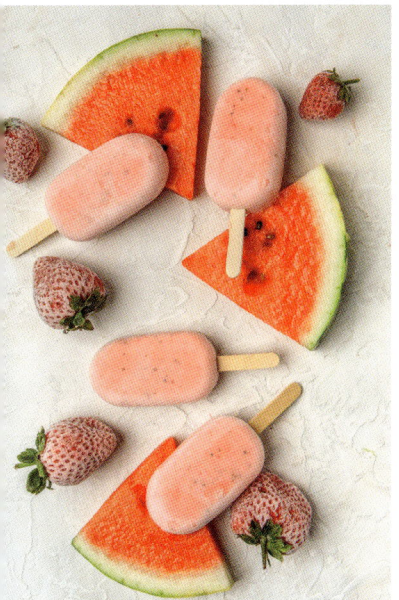

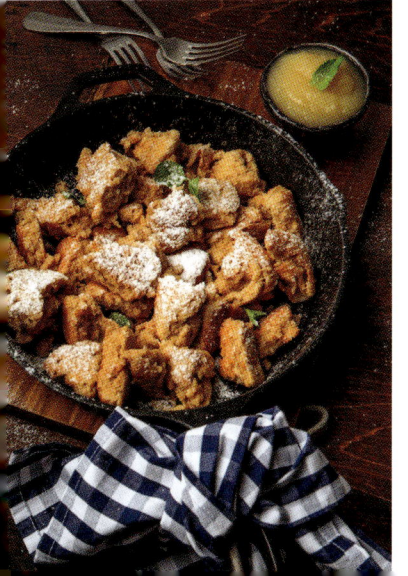

93 Süßes

VORWORT

Seit einigen Jahren können wir das isländische Milchprodukt Skyr, das für Kraft und Gesundheit steht, in unseren heimischen Supermärkten finden. Es wird oft als Wundermittel der Isländer beschrieben und ist auch hierzulande unter Superfood-Liebhabern und Fitness-Junkies mittlerweile ein beliebtes Nahrungsmittel.

Um das Produkt ist ein regelrechter Hype entstanden, und das nicht zu Unrecht. Sieht man sich seine Eigenschaften, Nährwerte und die unzähligen Verwendungsmöglichkeiten an, wird schnell klar, warum.

Von der Konsistenz her kann man Skyr mit einer Mischung aus Magerquark und griechischem Joghurt vergleichen. Geschmacklich erinnert er an einen leicht säuerlichen griechischen Joghurt. Laut Gesetz wird er in Deutschland allerdings als Frischkäse eingestuft, dazu zählen Milchprodukte, die einen sehr kurzen oder gar keinen Reifeprozess benötigen.

Skyr ist weitaus variabler einsetzbar, als man denkt. Es gibt viele unterschiedliche Möglichkeiten, um ihn in den kulinarischen Alltag einzubringen – vom klassischen Skyr mit Heidelbeeren über ein erfrischendes Eis bis hin zu einem wohltuenden indischen Curry.

Doch dieses Milchprodukt ist nicht nur vielseitig und schmeckt gut, auch die Nährwerte können sich sehen lassen. Durch den geringen Fettgehalt und die hohen Proteinwerte eignet es sich perfekt für jede Diät. Es sättigt schnell und liefert wichtige Nährstoffe.

Mithilfe der Rezepte in diesem Buch lässt sich eine kalorienarme Ernährung ganz einfach in Ihren Alltag integrieren und durch die übersichtlichen Kalorienangaben Ihr Abnehmen unterstützen. Die Rezepte umfassen Frühstücksideen, Mittag- und Abendessen sowie Snacks und Süßes, damit sich in Windeseile das perfekte Rezept für Ihren Geschmack und für jede Tageszeit finden lässt.

Bei der Erstellung der Rezepte wurde darauf geachtet, viele frische Zutaten zu verwenden, ein ausgewogenes Angebot zu erstellen und vor allem, dass sich die einfach und schnell zuzubereitenden Gerichte in eine Diät übernehmen lassen, mit der es sich ohne viel Verzicht abnehmen lässt. Denn abnehmen und gut essen schließen einander nicht aus.

Die Rezepte sind auch ideal, um einen sportlichen Alltag zu unterstützen und das erreichte Wunschgewicht zu halten. Skyr eignet sich hierfür besonders gut, da er durch seinen hohen Proteingehalt dabei hilft, die Muskelmasse zu erhalten.

Damit Sie die Rezepte gut in Ihr Ernährungskonzept integrieren können, sind jeweils die Makronährstoffe und die Kalorien angegeben, sodass Sie sich das Kalorienzählen sparen können und nur noch entscheiden müssen, worauf Sie gerade Lust haben.

Viel Spaß beim Abnehmen und Genießen!

Ihre Florence

WOHER KOMMT SKYR?

Skyr (isländische Aussprache ['scɪːr̥])
steht schon lange auf dem Speiseplan
der Isländer. Der Legende nach wurde
er vor über 1000 Jahren von Wikingern
nach Island gebracht und gehört seitdem
zu den Grundnahrungsmitteln. Damals
wurde er vor allem auf dem Land von
vielen Bauern selbst hergestellt.

Das Milchprodukt ist in vielen Geschichten
der nordischen Insel erwähnt – ob Wikin-
gersagen oder historische Aufzeich-
nungen, Skyr ist immer ein Teil davon.
So kommt auch zum Beispiel kurz vor
Weihnachten, am 19. Dezember, der
Skyrgámur, ein Weihnachtswichtel, der
sich am isländischen Joghurt labt, zu
Besuch in alle Häuser.

WIE WIRD SKYR HERGESTELLT?

Die Herstellung von Skyr war ursprünglich
die Aufgabe der Frauen, und die Rezepte
dafür wurden über Generationen von
Mutter zu Tochter weitergegeben. Früher
wurden sowohl Kuh- als auch Schafsmilch
dafür verwendet, heutzutage setzt man nur
noch entrahmte Kuhmilch ein.

Die Milch wird erhitzt und somit pasteuri-
siert, dann muss sie etwas abkühlen, und
es werden spezielle Bakterienkulturen
zugesetzt, die eine Teilgärung auslösen.
Manchmal wird auch noch Lab hinzuge-
fügt. Danach wird die Milch über mehrere
Stunden in ein Tuch eingewickelt und warm
gehalten. In dieser Zeit flockt die Milch aus,
und die joghurtähnliche Masse entsteht. Die
Molke wird abgegossen und kann zu einem
Getränk weiterverarbeitet werden.

DIE VORTEILE VON SKYR

Das Signifikanteste bei Skyr ist der hohe
Proteingehalt. 100 Gramm Skyr enthalten
ungefähr 11 Gramm Proteine. Zum
Vergleich: Normaler Joghurt weist nur
etwa 4 Gramm auf. Der hohe Eiweißgehalt
unterstützt den Erhalt von Muskulatur, was
gerade beim Abnehmen relevant ist, und
wirkt sich allgemein positiv auf die Gesundheit aus. Ebenso beachtlich ist der hohe
Kalziumgehalt: 100 Gramm Skyr enthalten
150 Milligramm Kalzium und decken bereits
15 Prozent der von der deutschen Gesell-
schaft für Ernährung (DGE) empfohlenen
täglichen Kalziumzufuhr eines Erwach-
senen ab. Fett dagegen sucht man in Skyr
vergeblich, die Werte liegen hier bei circa
0,2 Gramm pro 100 Gramm.

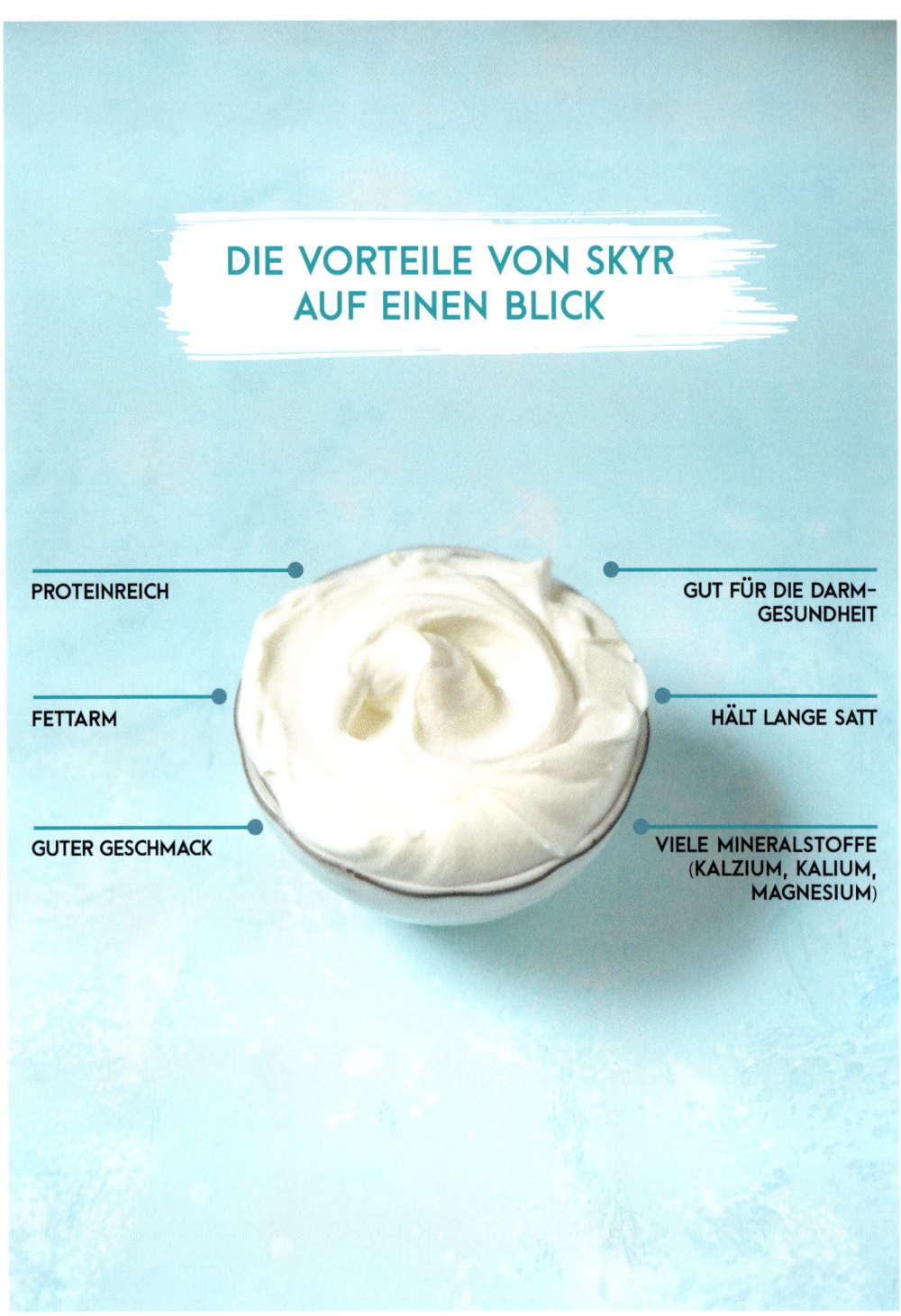

DIE VORTEILE VON SKYR
AUF EINEN BLICK

PROTEINREICH

FETTARM

GUTER GESCHMACK

GUT FÜR DIE DARM-
GESUNDHEIT

HÄLT LANGE SATT

VIELE MINERALSTOFFE
(KALZIUM, KALIUM,
MAGNESIUM)

Die Nährwerte von Skyr im Vergleich zu anderen Milchprodukten:				
Nährwerte pro 100 Gramm (durchschnittlich)	Eiweiß	Fett	Kohlenhydrate	Kalorien
Skyr	11,0 g	0,2 g	4,0 g	63 kcal
Naturjoghurt (1,5 % Fett)	3,4 g	1,5 g	5,0 g	47 kcal
Naturjoghurt (3,5 % Fett)	4,8 g	3,5 g	5,3 g	70 kcal
Griechischer Joghurt	3,3 g	9,4 g	3,9 g	116 kcal
Magerquark	13,5 g	0,3 g	4,0 g	75 kcal

WIE KANN SKYR BEIM ABNEHMEN HELFEN?

Bevor wir uns damit beschäftigen, wie Skyr beim Abnehmen helfen kann, schauen wir uns eine einfache Grafik mit den Grundlagen einer Diät an.

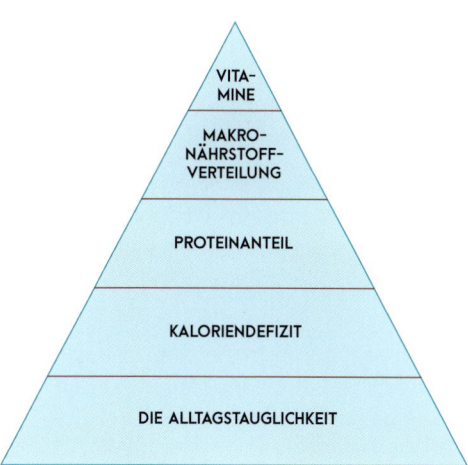

Damit eine wie auch immer geartete Diät auch langfristig funktionieren kann, ist die Alltagstauglichkeit entscheidend. Denn lässt sich ein Ernährungsprogramm im alltäglichen Leben nur schwer umsetzen,

führt das zu Stress und einem erhöhten Risiko, die Diät schnell wieder abzubrechen. Die Skyr-Rezepte in diesem Buch bringen täglich Abwechslung und sind einfach umzusetzen.

Wenn es Ihnen darum geht, abzunehmen, dann ist, unabhängig davon, welchen Weg Sie dafür wählen, ein Kaloriendefizit entscheidend. Damit ist die Differenz zwischen dem täglichen Kalorienbedarf, also der Menge an Kalorien, die der Körper verbraucht, und der täglichen Kalorienzufuhr, also der Menge an Kalorien, die man über Essen und Getränke zu sich nimmt, gemeint. Bei einem Defizit verbraucht der Körper mehr Kalorien, als er zu sich nimmt und benötigt, was mit der Zeit zu einer Gewichtsabnahme führt.

Durch das Kaloriendefizit während einer Diät beginnt der Körper, auf Reserven zurückzugreifen. Im besten Fall werden dadurch die Fettreserven abgebaut. Allerdings greift der Körper auch andere Energiereserven an, wie zum Beispiel die Muskelmasse, um den Verbrauch an die Energiezufuhr anzupassen. Um das zu verhindern, sollte auf die richtige Ernährung während einer Diät geachtet werden.

Skyr ist sehr fettarm und liefert pro 100 Gramm nur etwas über 60 Kalorien. Daher stellt er ein sehr gutes Nahrungsmittel für eine Diät dar. Durch den hohen Proteingehalt wirkt er sich außerdem auch positiv auf das Sättigungsgefühl aus, das bedeutet, Sie hungern nicht und brauchen keine Angst vor Heißhungerattacken zu haben. Denn 100 Kalorien aus Proteinen wirken weitaus sättigender als 100 Kalorien aus Kohlenhydraten. Der Körper benötigt mehr Energie, um Eiweiß zu verdauen, und verbrennt die Kalorien schon vor der nächsten Nahrungszufuhr. Um Kohlenhydrate zu verarbeiten, benötigt der Körper wenig Energie, und um Fett zu verdauen fast gar keine. Eine eiweißreiche Ernährung ist während einer Diät also empfehlenswert.

Was ist eigentlich an Proteinen so wichtig?

Eiweiß, auch Protein genannt, kommt in verschiedensten tierischen und pflanzlichen Lebensmitteln vor. Sie gehören zu der Gruppe der Makronährstoffe, so wie Fette und Kohlenhydrate. Man bezieht durch Makronährstoffe Energie. Proteine haben viele Aufgaben für den Körper, sie wirken als Hormon, Enzym und Antikörper bei Infektabwehr. Proteine sind vor allem auch für die Körperstruktur wichtig, zum Beispiel für die Haut und Haare, das Bindegewebe und die Muskelfasern.

Nahrungsproteine sorgen für Aminosäuren und weitere Stickstoffverbindungen, die der menschliche Organismus zum Aufbau von körpereigenen Proteinen benötigt. Proteine sind ein wichtiges Baumaterial für Muskeln. Eiweiße können kaum gespeichert werden, daher ist eine ständige Zufuhr über die Nahrung wichtig und notwendig. Proteine schützen aber auch vor Muskelabbau. Daher hilft ein hoher Proteingehalt während einer Diät dabei, die Muskeln zu schützen. Mit Skyr gelingt es ganz leicht, dem Körper ausreichend Proteine zuzuführen. Auch bei Sportlern ist Skyr sehr beliebt, da er mit seinem hohen Proteingehalt den Muskelaufbau unterstützt.

In diesem Buch finden Sie Rezepte mit frischen Zutaten und hohem Proteingehalt, die Ihnen dabei helfen, eine Diät langfristig durchhalten zu können, ohne dass der Körper auf Muskelreserven zurückgreifen muss. Sie sorgen für einen abwechslungsreichen Alltag, und die Nährwertangaben sind eine wertvolle Orientierungshilfe beim Abnehmen.

FRÜHSTÜCK

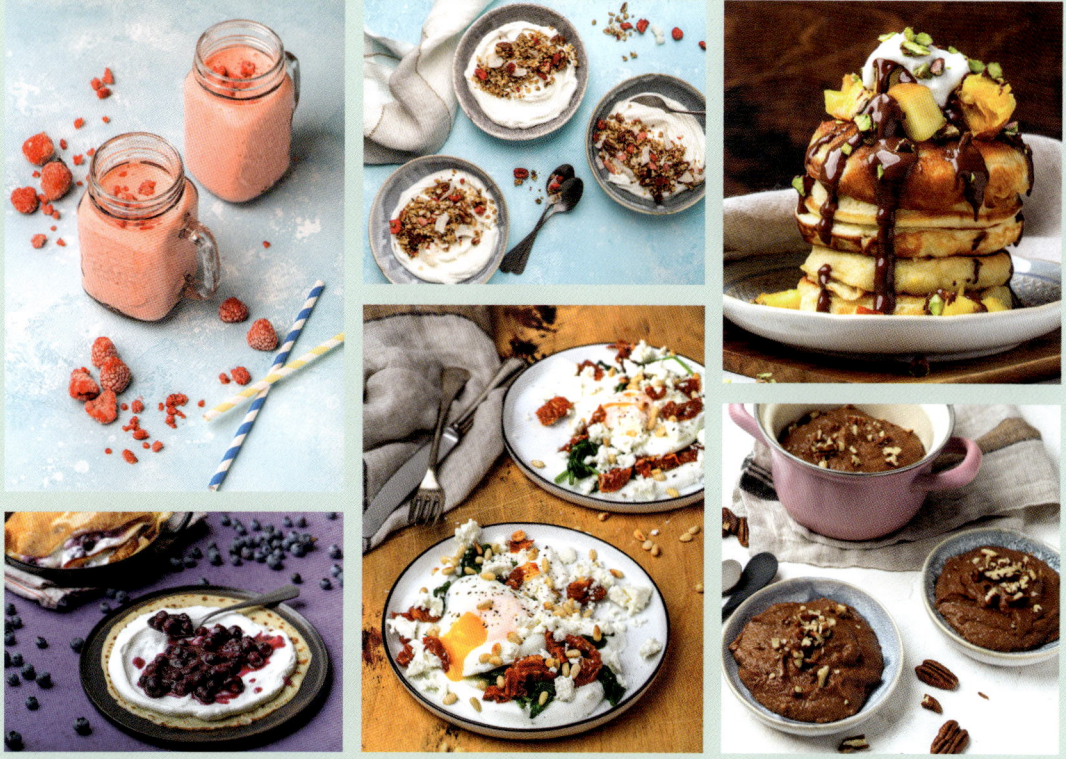

MANGO-BEEREN-SMOOTHIE

Mangos und Beeren geben jedem Smoothie einen schönen Frischekick.
Und die ganzen Vitamine am Morgen vertreiben ganz sicher Kummer und Sorgen!

....

NÄHRWERTE PRO PORTION: 155 KCAL, 17,7 G KOHLENHYDRATE, 2,2 G FETT, 12,9 G EIWEISS
ZUBEREITUNGSZEIT: 5 MINUTEN

....

FÜR 2 GLÄSER:
- 100 g reife Mango
- 150 g TK-Erdbeeren
- 100 g TK-Himbeeren
- 200 ml ungesüßter Mandeldrink
- 200 g Skyr

1. Mango schälen und das Fruchtfleisch vom Kern schneiden.

2. Alle Zutaten in einen Mixer geben, cremig rühren und servieren.

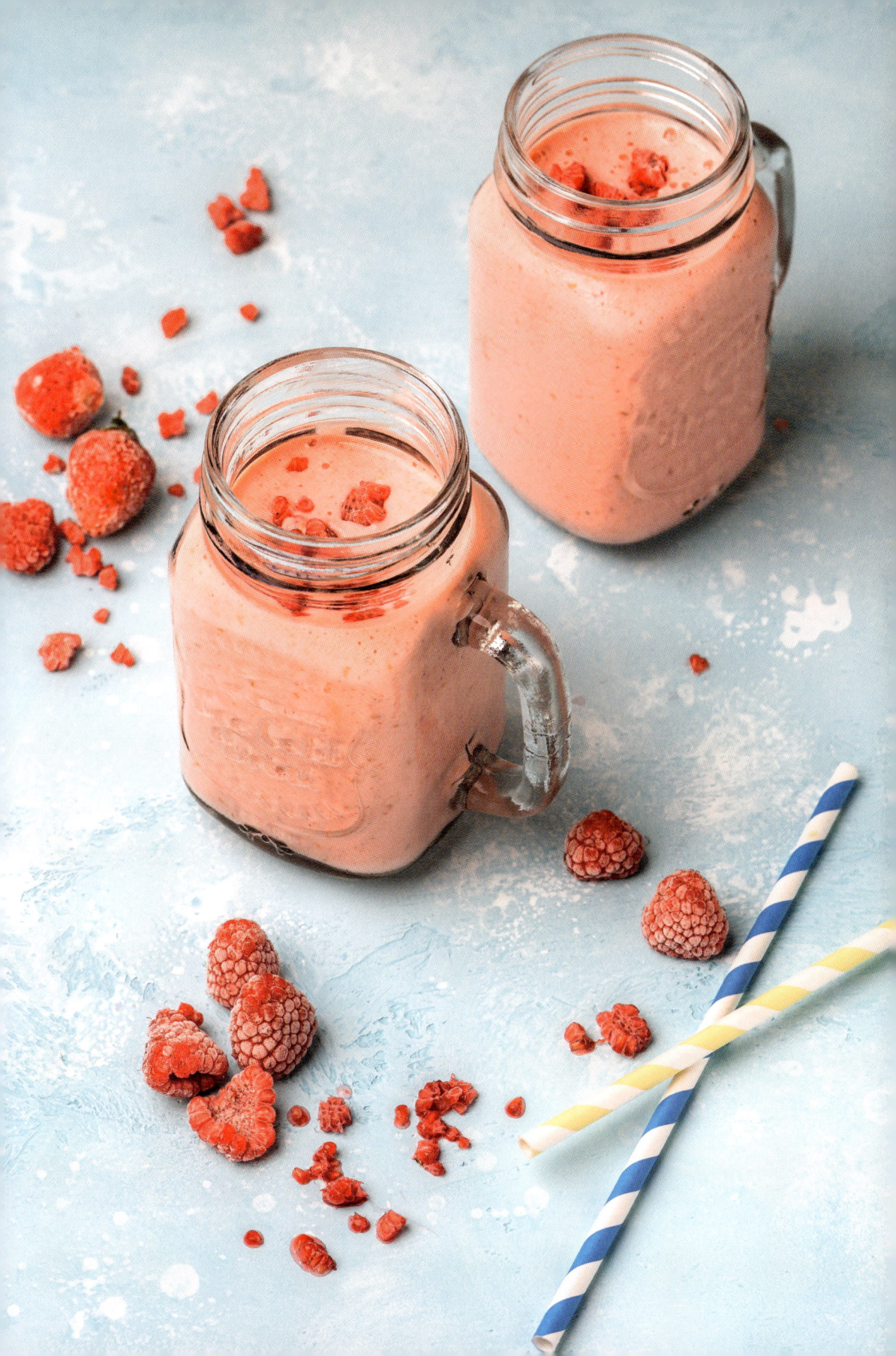

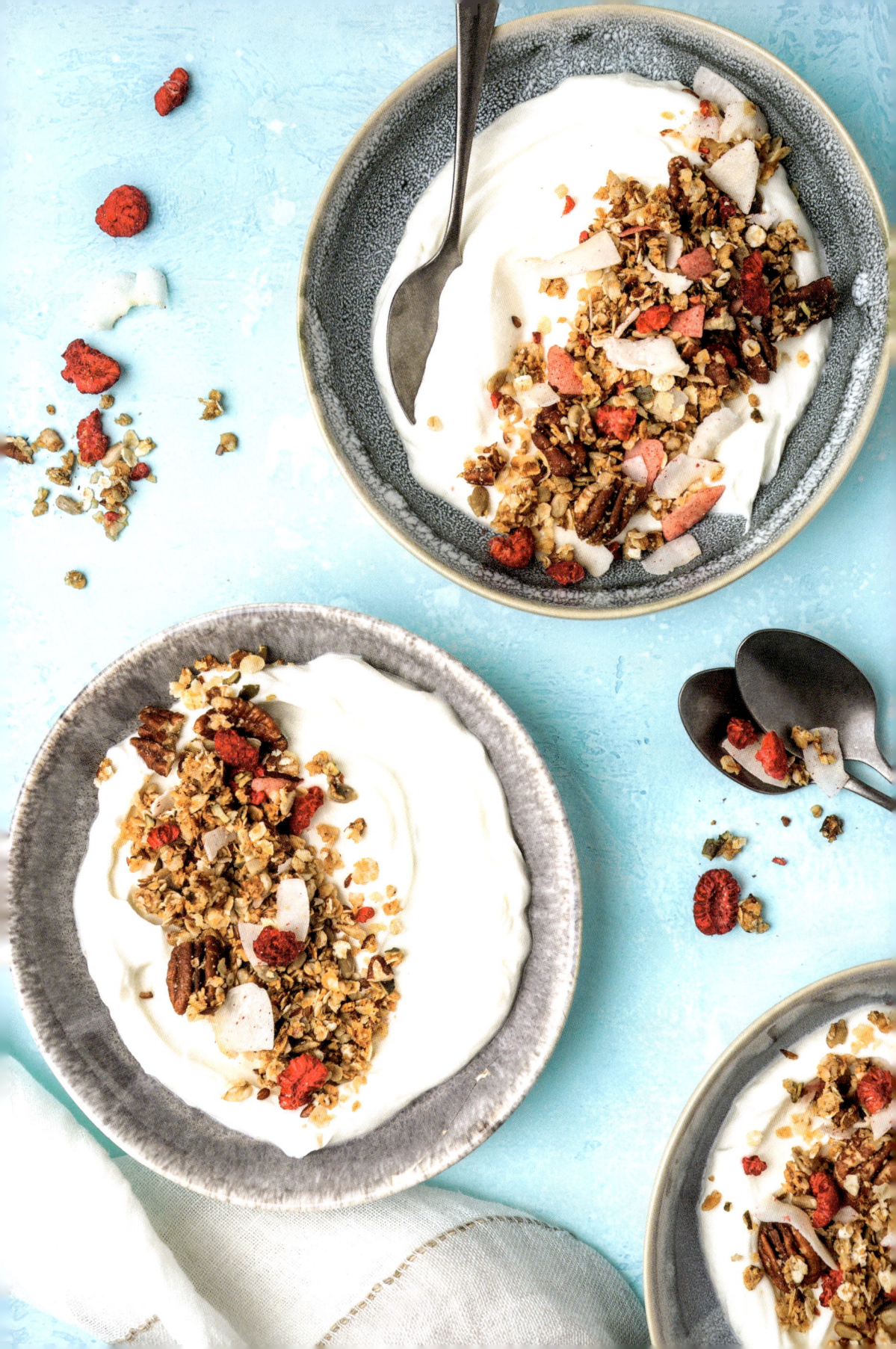

GRANOLA

Granola ist schnell zubereitet und hält lange. Die Kombination mit Skyr statt der üblichen Milchprodukte sorgt für einen gelungenen Start in den Tag.

....

NÄHRWERTE PRO PORTION: 236 KCAL, 21,5 G KOHLENHYDRATE, 15,4 G FETT, 8,1 G EIWEISS
ZUBEREITUNGSZEIT: 5 MINUTEN • BACKZEIT: 10 MINUTEN

....

FÜR 4 PORTIONEN:

30 g Pekannusskerne
100 g Haferflocken
25 g Leinsamen (1 EL)
20 g Kürbiskerne
25 g Sonnenblumenkerne
50 g Erythrit
10 g Kokosblütenzucker
30 ml Kokosöl
10 g getr. Himbeeren
10 g getr. Kokosflocken
1 Prise Zimt
1 Prise Salz
100 g Skyr

1. Backofen auf 150 °C Ober-/Unterhitze vorheizen.

2. Pekannusskerne grob hacken.

3. Alle Zutaten bis auf den Skyr in einer Schüssel miteinander vermischen und gleichmäßig auf einem mit Backpapier belegten Backblech verteilen.

4. 10 Minuten im Ofen backen, bis das Granola goldbraun ist.

5. Granola abkühlen lassen und mit Skyr servieren.

HEIDELBEER-PFANNKUCHEN

Auch auf Pfannkuchen muss bei einer bewussten Ernährung nicht verzichtet werden. Diese leichte Variante schmeckt wie das Original, enthält aber keinen Industriezucker und wird durch die Heidelbeeren fruchtig-süß.

NÄHRWERTE PRO PORTION: 125 KCAL, 13,8 G KOHLENHYDRATE, 2,7 G FETT, 10,5 G EIWEISS
ZUBEREITUNGSZEIT: 15 MINUTEN

FÜR 4 PFANNKUCHEN:

150 g Heidelbeeren
20 g Erythrit
50 g Dinkelmehl
150 ml Mandeldrink
80 g Skyr + 4 EL zum Garnieren
1 Ei
1 Prise Salz
Öl zum Braten

1. Die Heidelbeeren waschen und verlesen.

2. Erythrit und Heidelbeeren in einem Topf erhitzen und 5 Minuten lang köcheln. Dann beiseite stellen.

3. Mehl, Mandeldrink, 80 g Skyr, Ei und Salz in einer Schüssel zu einem Teig verrühren.

4. Eine beschichtete Pfanne mit sehr wenig Öl erhitzen und ca. 3 EL vom Teig gleichmäßig darin verteilen, sodass ein dünner Pfannkuchen entsteht. Etwa 1 Minute braten. Sobald sich an der Oberseite Bläschen bilden, Pfannkuchen wenden und 1 weitere Minute braten. Den Vorgang noch dreimal wiederholen.

5. Pfannkuchen jeweils mit 1 großen EL Skyr bestreichen und die Heidelbeer-Masse daraufgeben.

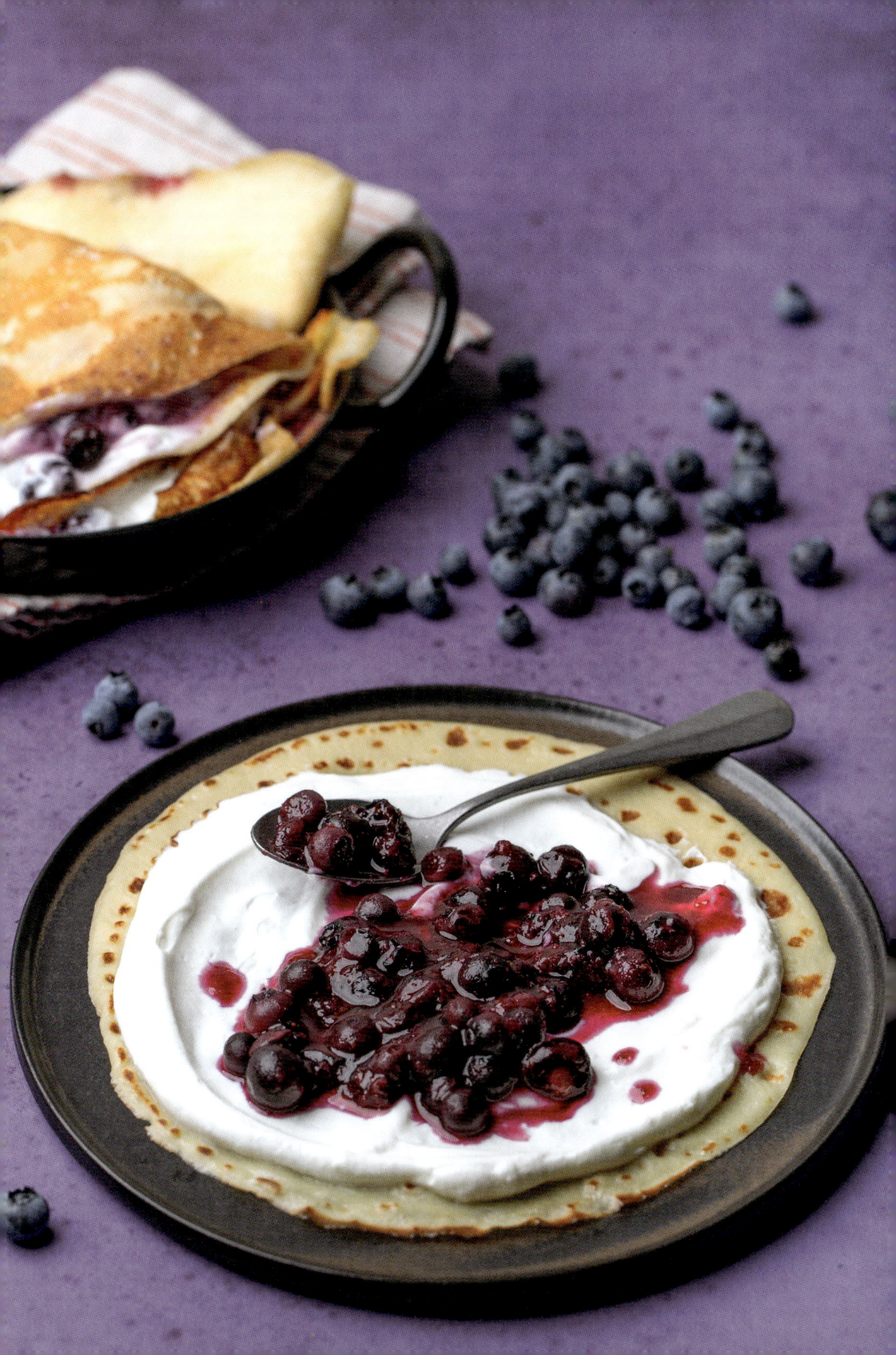

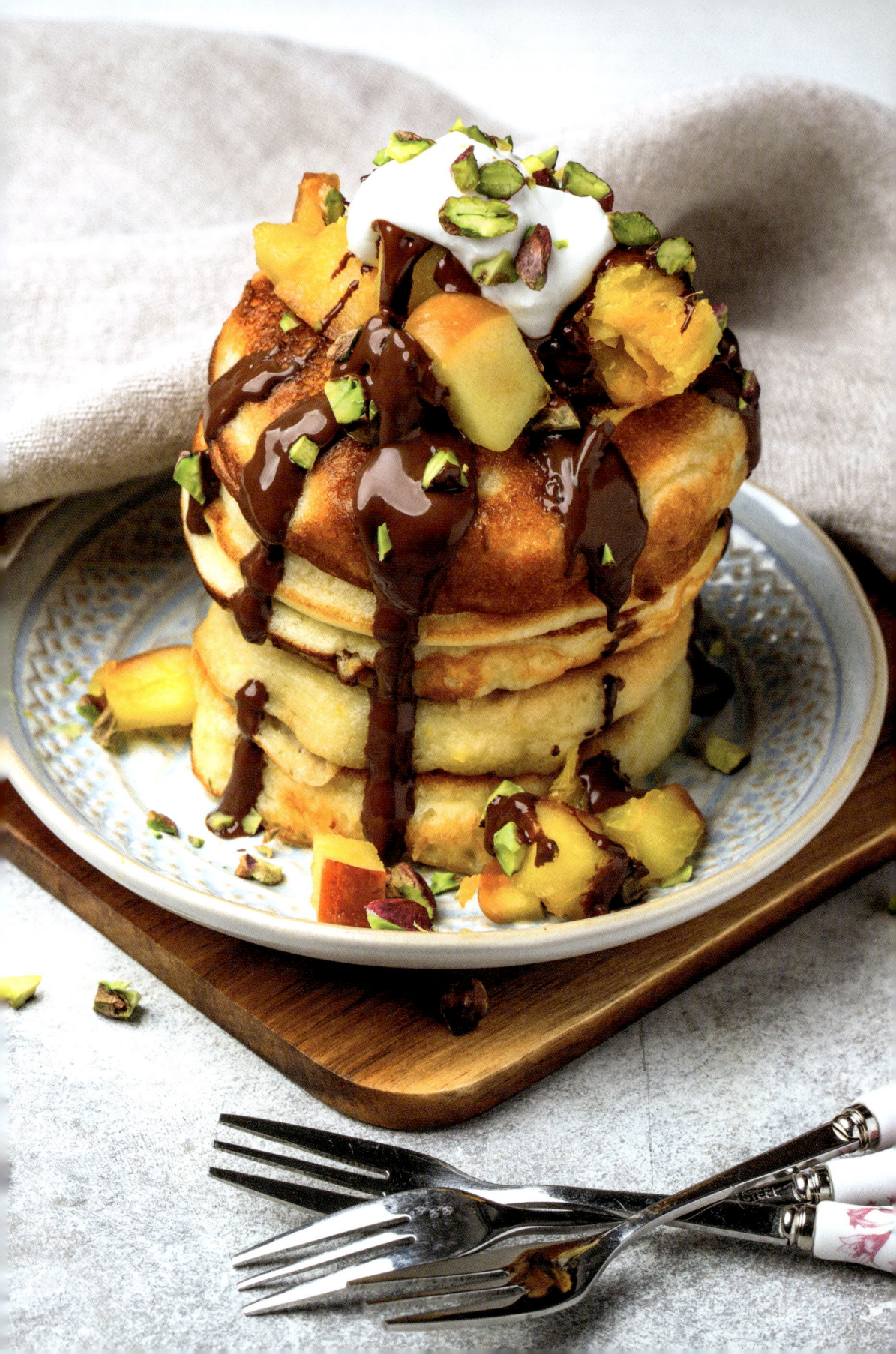

APFEL-ORANGEN-PANCAKES

Der klassischen Apfel-Zimt-Variante wird durch die Orange ein kleiner Säurekick verpasst. Eier und Skyr bieten viel Protein für sportliche Tage, Apfel und Orange sorgen für einen fruchtigen Vitaminschub.

NÄHRWERTE PRO PORTION: 228 KCAL, 27,2 G KOHLENHYDRATE, 8,8 G FETT, 9,2 G EIWEISS
ZUBEREITUNGSZEIT: 35 MINUTEN

FÜR 4 PANCAKES:

- 130 g Apfel (ca. 1 Apfel)
- 1 Bio-Orange
- 60 g Erythrit
- 2 Eier
- 70 g Weizenmehl
- 100 ml Kokos-Reisdrink
- 100 g Skyr + 1 EL pro Pancake zum Garnieren
- ½ TL Backpulver
- 1 Prise Salz
- 1 EL Kokosöl zum Braten
- 25 g Zartbitterschokolade
- 1 Handvoll gehackte Pistazienkerne

1. Apfel waschen, das Kerngehäuse entfernen und das Fruchtfleisch klein würfeln. Die Orange waschen, mit Küchenpapier abtrocknen und Schale abreiben. Die Orange noch besser abschälen und 120 g Fruchtfleisch ebenfalls würfeln.

2. Apfel, Orange, Orangenschalenabrieb und 10 g (1 EL) Erythrit in einem Topf erhitzen. Unter Rühren ca. 5 Minuten leicht köcheln lassen. Dann beiseite stellen.

3. Die Eier trennen. Das Eigelb mithilfe des Handrührgeräts in einer Schüssel mit Weizenmehl, Kokos-Reisdrink, Skyr, dem restlichen Erythrit und Backpulver zu einem Teig verrühren.

4. Eiweiß in einer zweiten Schüssel mit dem Salz steif schlagen. Dann unter den Teig heben.

5. Etwas Öl in einer kleinen Pfanne erhitzen und ¼ des Teigs gleichmäßig darin verteilen. Pancake ca. 2–3 Minuten pro Seite backen, bis er goldbraun ist. Vorgang mit dem restlichen Teig wiederholen.

6. Schokolade in einer Schüssel über einem Wasserbad schmelzen.

7. Pancakes auf einem Teller aufeinanderstapeln, mit Skyr und Apfel-Orangen-Mischung garnieren. Zum Schluss die flüssige Schokolade darüberträufeln und mit Pistazien bestreuen.

POCHIERTE EIER AUF SKYR

Pochierte Eier mit Avocados waren gestern, wir servieren unsere Eier auf Skyr und Spinat. Eier bieten viel Protein, während Spinat viele Vitamine und einen hohen Anteil an den Mineralstoffen Kalium, Kalzium, Magnesium und Eisen hat.

NÄHRWERTE PRO PORTION: 341 KCAL, 6,2 G KOHLENHYDRATE, 21,5 G FETT, 29,8 G EIWEISS
ZUBEREITUNGSZEIT: 15 MINUTEN

FÜR 2 PORTIONEN:

10 g Pinienkerne
200 g Skyr
1 Prise gem. Muskatnuss
Pfeffer und Salz
50 g getrocknete Tomaten
70 g junger Blattspinat
1 TL Butter
4 Eier
50 g Feta

1. Pinienkerne in einer Pfanne ohne Öl kurz anrösten.

2. Skyr in einer Schüssel mit Muskatnuss mischen und mit Salz und Pfeffer abschmecken.

3. Die getrockneten Tomaten klein schneiden.

4. Spinat verlesen, waschen und abtropfen lassen. Butter in einer Pfanne schmelzen und Blattspinat darin in ca. 1 Minute zusammenfallen lassen.

5. In einem Topf Wasser zum Kochen bringen, dann die Hitze auf die kleinste Stufe reduzieren. Das Wasser darf nun nicht mehr kochen. Die Eier nacheinander vorsichtig aufschlagen und in das Wasser gleiten lassen, sodass das Eigelb intakt bleibt. Eier so lange pochieren, bis das Eiweiß gestockt und das Eigelb noch leicht flüssig ist, das dauert ca. 4 Minuten.

6. Skyr auf Tellern verteilen, den Blattspinat sowie die Tomaten daraufgeben, je 2 pochierte Eier darüberlegen und mit Pinienkernen und zerbröckeltem Feta garnieren.

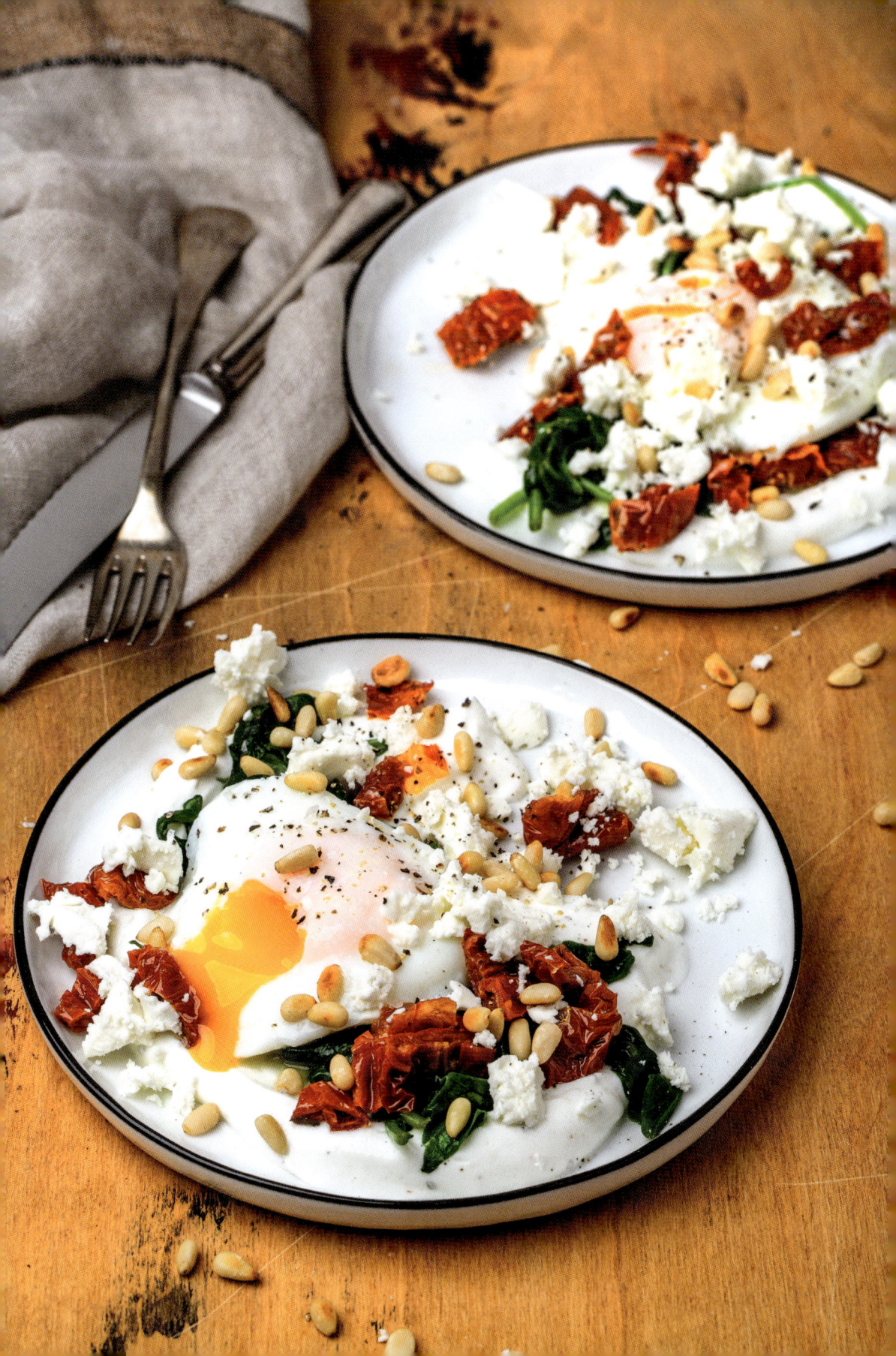

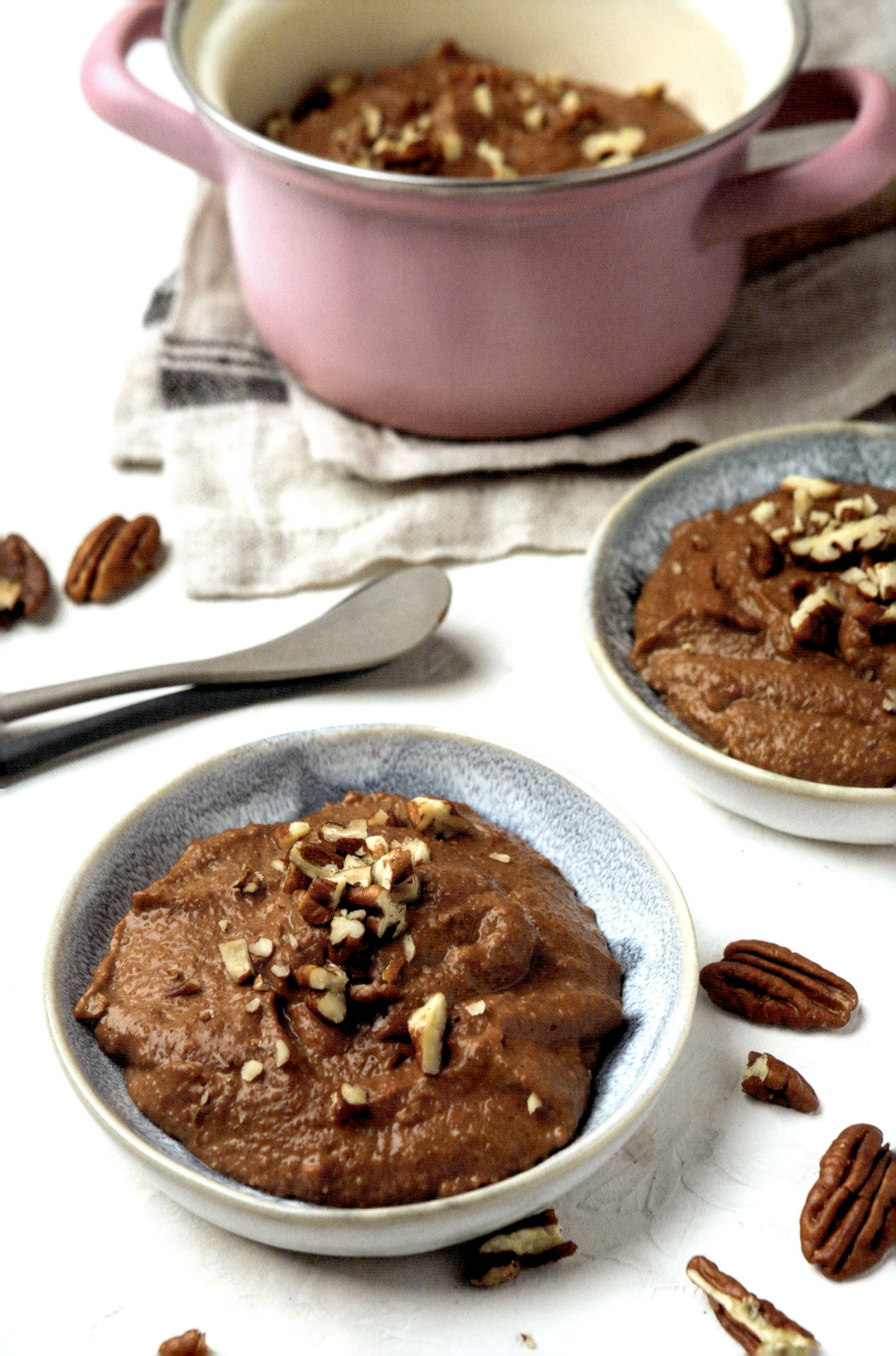

GRIESSPUDDING

Schnell zubereitet, herrlich cremig, leicht und auch noch gesund.
Dieser Grießpudding ist nicht nur sättigend, sondern stillt auch
jeden Heißhunger auf Süßes.

NÄHRWERTE PRO PORTION: 200 KCAL, 20,1 G KOHLENHYDRATE, 7,8 G FETTE, 10,4 G EIWEISS
ZUBEREITUNGSZEIT: 15 MINUTEN

FÜR 4 PORTIONEN:

300 ml Mandeldrink
100 g Weizengrieß
25 g Kakaopulver
200 g Skyr
½ Tonkabohne
50 g Erythrit
50 g Pekannusskerne

1. Mandeldrink bei mittlerer Hitze in einem Topf erwärmen.

2. Grieß dazugeben und 1 Minute köcheln lassen.

3. Kakaopulver und Skyr unterrühren, die Tonkabohne hineinreiben und alles gut umrühren.

4. Mit Erythrit süßen und unter ständigem Rühren 5 Minuten weiterköcheln lassen.

5. Pekannusskerne in einer Pfanne ohne Öl kurz anrösten, dann grob hacken.

6. Nüsse unter den Pudding mischen. Grießpudding heiß servieren oder abkühlen lassen und kalt verzehren.

SHAKSHUKA

Shakshuka, ein Gericht das ursprünglich aus der nordafrikanischen und israelischen Küche stammt, gewinnt weltweit immer mehr an Beliebtheit und man kann es in vielen Brunch-Lokalen bestellen. Die Variante mit Skyr liefert noch eine Extraportion Proteine.

NÄHRWERTE PRO PORTION: 207 KCAL, 9,9 G KOHLENHYDRATE, 11,5 G FETT, 14,7 G EIWEISS
ZUBEREITUNGSZEIT: 35 MINUTEN

FÜR 4 PORTIONEN:
1 Zwiebel (ca. 120 g)
1 Paprikaschote (ca. 150 g)
6 Tomaten (ca. 320 g)
1 Knoblauchzehe
1 EL Olivenöl
10 ml Balsamico-Essig
    (1 Schuss)
40 g Tomatenmark
ca. 200 ml Wasser
1 TL gem. Kreuzkümmel
1 TL Cayennepfeffer
Salz und Pfeffer
1 Handvoll Pinienkerne
4 Eier
150 g Skyr

1. Zwiebel schälen, Paprika waschen und putzen. Beides würfeln.

2. Die Tomaten waschen und grob zerkleinern. Den Knoblauch schälen und sehr fein hacken.

3. Olivenöl in einer Pfanne erhitzen und die Zwiebel darin ca. 3 Minuten braten, dann den Knoblauch hinzufügen und kurz weiterbraten. Mit Balsamico-Essig ablöschen.

4. Tomaten und Paprika hinzufügen und unter Rühren einkochen lassen (ca. 5 Minuten).

5. Tomatenmark einrühren und 100 ml Wasser hinzufügen. Weitere 25 Minuten bei niedriger Hitze zugedeckt köcheln lassen.

6. Zwischendurch Kreuzkümmel und Cayennepfeffer einrühren.

7. Wenn die Masse zu dick wird, etwas Wasser ergänzen.

8. Nach Geschmack salzen und pfeffern.

9. Pinienkerne in einer Pfanne ohne Öl kurz anrösten.

10. Eier vorsichtig aufschlagen und direkt auf das Shakshuka gleiten lassen. Das Eiweiß an den Rändern ein wenig mit der Tomatensauce vermischen und die Pfanne zudecken.

11. Shakshuka etwa 5 Minuten köcheln lassen, bis das Eiweiß stockt und das Eigelb noch etwas flüssig ist.

12. Mit etwas Skyr garnieren und sofort mit Pinienkernen bestreut servieren.

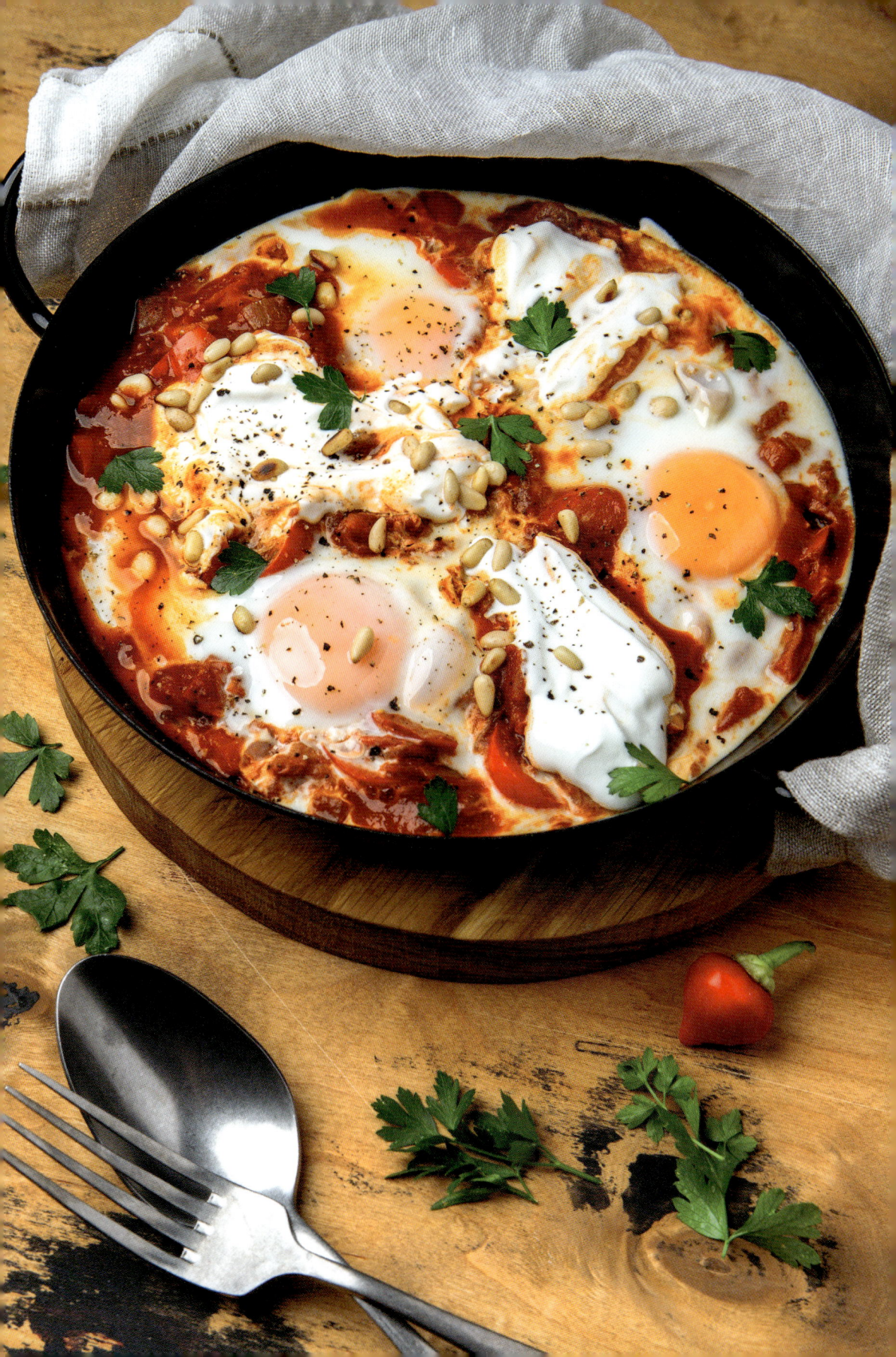

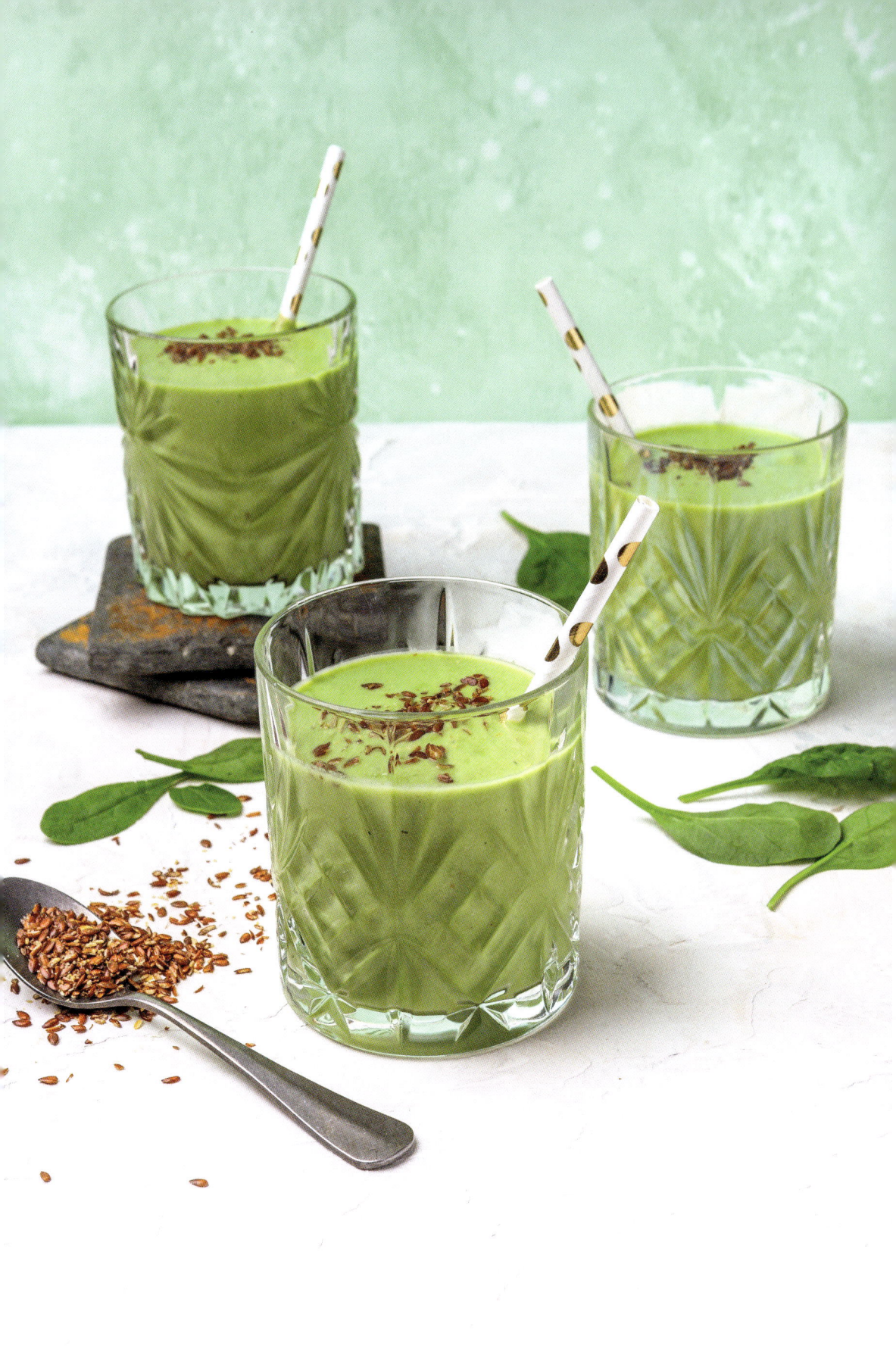

AVOCADO-BANANEN-SHAKE

Ein sättigender Shake, reich an ungesättigten Fettsäuren und Nährstoffen, der auch als Mahlzeit durchgeht. Er ist bekömmlich und perfekt für einen angenehmen Start in den Tag.

NÄHRWERTE PRO PORTION: 152 KCAL, 10,2 G KOHLENHYDRATE, 9,8 G FETT, 6,3 G EIWEISS
ZUBEREITUNGSZEIT: 10 MINUTEN

FÜR 4 SHAKES:

150 g Avocado (1 mittlere Avocado)
100 g Banane
1 Apfel
50 g Blattspinat
½ Bio-Limette
200 g Skyr
200 ml Wasser
1 EL Leinsamen und 1 EL zum Garnieren

1. Die Avocado halbieren, entkernen und das Fruchtfleisch mit einem Löffel herausheben.

2. Die Banane schälen. Den Apfel waschen und grob klein schneiden, dabei das Kerngehäuse entfernen.

3. Den Blattspinat waschen, verlesen und trocken schütteln.

4. Die Limette waschen, mit Küchenpapier abtrocknen. Mit einem Zestenreißer Zesten abschneiden und die Frucht auspressen.

5. Alle Zutaten in einen Mixer geben und cremig mixen. Falls der Shake zu dickflüssig wird, einfach etwas Wasser hinzufügen. Mit den Leinsamen bestreut servieren.

SKYR-PORRIDGE

Porridge verspricht einen warmen, energiereichen Start in den Tag.
Ein einfaches, schnelles Rezept, das auch schon am Vorabend
zubereitet werden kann.

NÄHRWERTE PRO PORTION: 181 KCAL, 16,3 G KOHLENHYDRATE, 6,3 G FETT, 11,7 G EIWEISS
ZUBEREITUNGSZEIT: 10 MINUTEN

FÜR 4 PORTIONEN:

50 g Haferkleie
2 TL Leinsamen
½ gem. Kardamom
½ TL Zimt
100 ml Mandeldrink
100 ml Wasser
1 TL Sonnenblumenkerne
100 g Skyr

1. Haferkleie, Leinsamen, Kardamom und Zimt in einer Pfanne vermischen und ohne Öl ca. 5 Minuten anbraten.

2. Mandeldrink in einem Topf aufkochen, die Mischung aus der Pfanne einrühren und Topf vom Herd nehmen.

3. Porridge ein paar Minuten ziehen lassen. Wenn es zu dick wird, etwas Wasser dazugeben.

4. Die Sonnenblumenkerne in einer Pfanne ohne Öl kurz anrösten.

5. Porridge in 4 Schüsseln füllen, jeweils mit ca. 1 EL Skyr garnieren. Die Sonnenblumenkerne als Topping darüberstreuen.

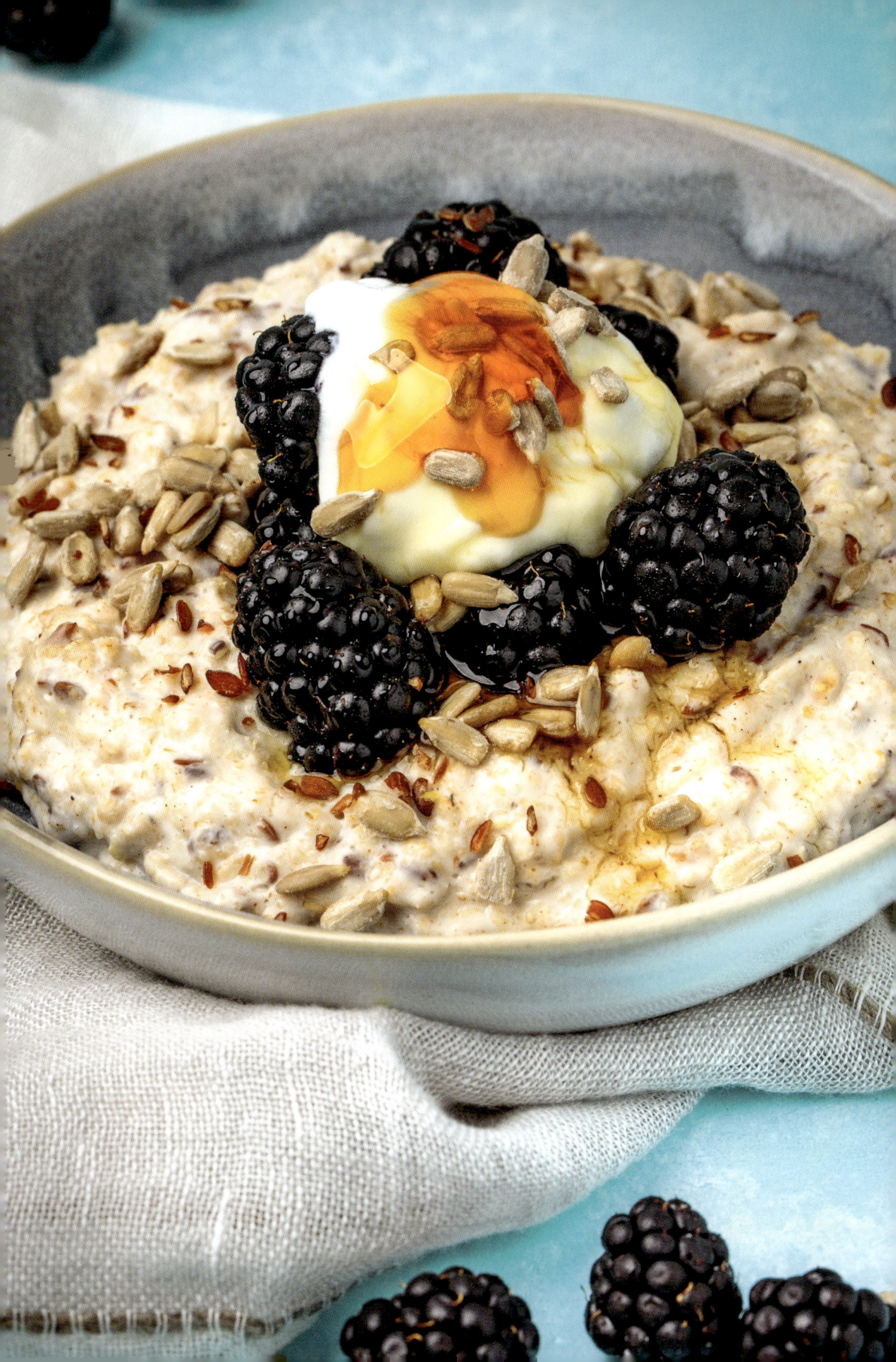

OVERNIGHT OATS

Wenn es schnell gehen muss, das Frühstück aber trotzdem nahrhaft sein soll, ist dieses Rezept, das man am Vortag zubereiten kann, die beste Wahl.

NÄHRWERTE PRO PORTION: 126,2 KCAL, 11 G KOHLENHYDRATE, 7,1 G FETT, 5,6 G EIWEISS
ZUBEREITUNGSZEIT: 5 MINUTEN • RUHEZEIT: 6–8 STUNDEN

FÜR 2 PORTIONEN:
70 g Granola (siehe Seite 17)
100 g Skyr
50 ml Mandeldrink
1 Nektarine
getr. Himbeeren nach
  Belieben

1. Granola in einer Schüssel mit Skyr und Mandeldrink vermischen und über Nacht im Kühlschrank ziehen lassen.

2. Die Nektarine waschen, entkernen und in Stücke schneiden. Overnight Oats mit Nektarine und Himbeeren garnieren.

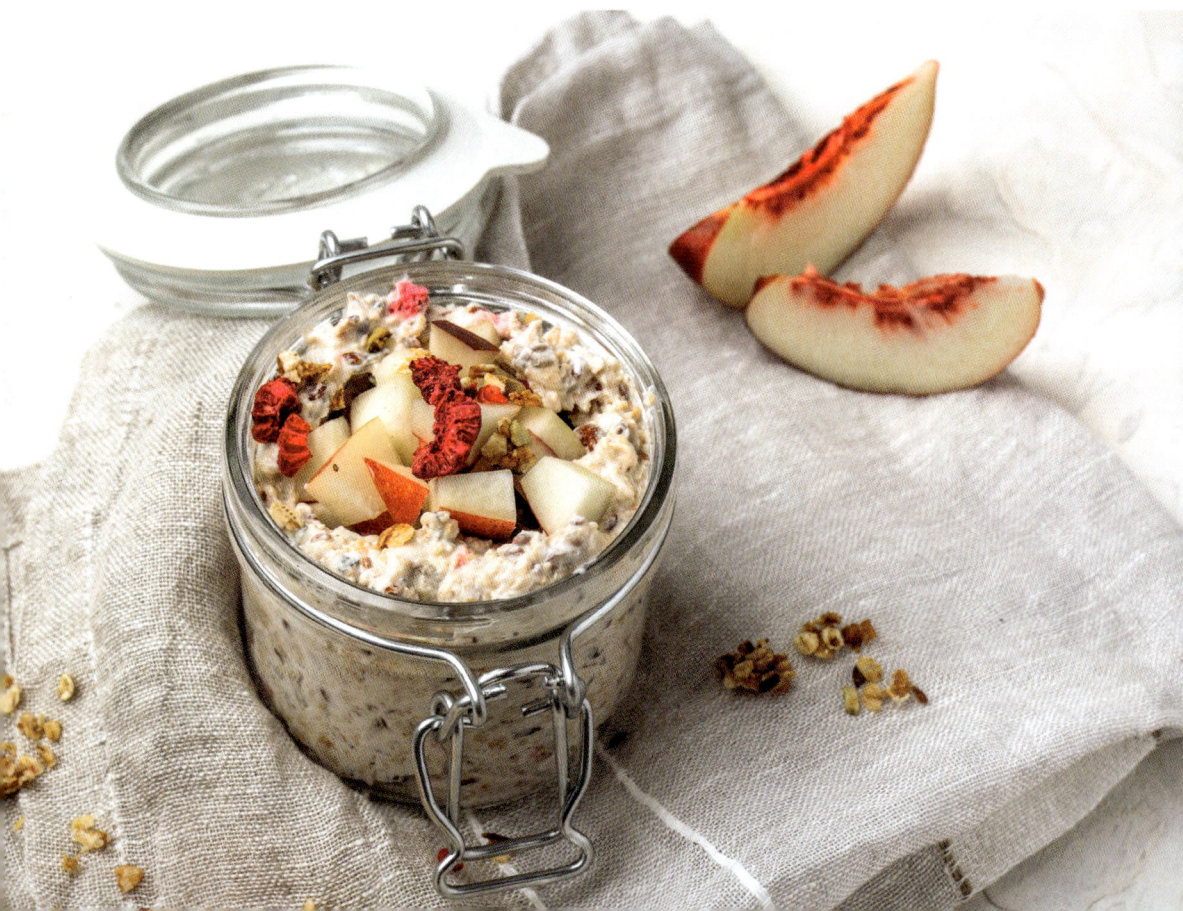

MITTAGESSEN

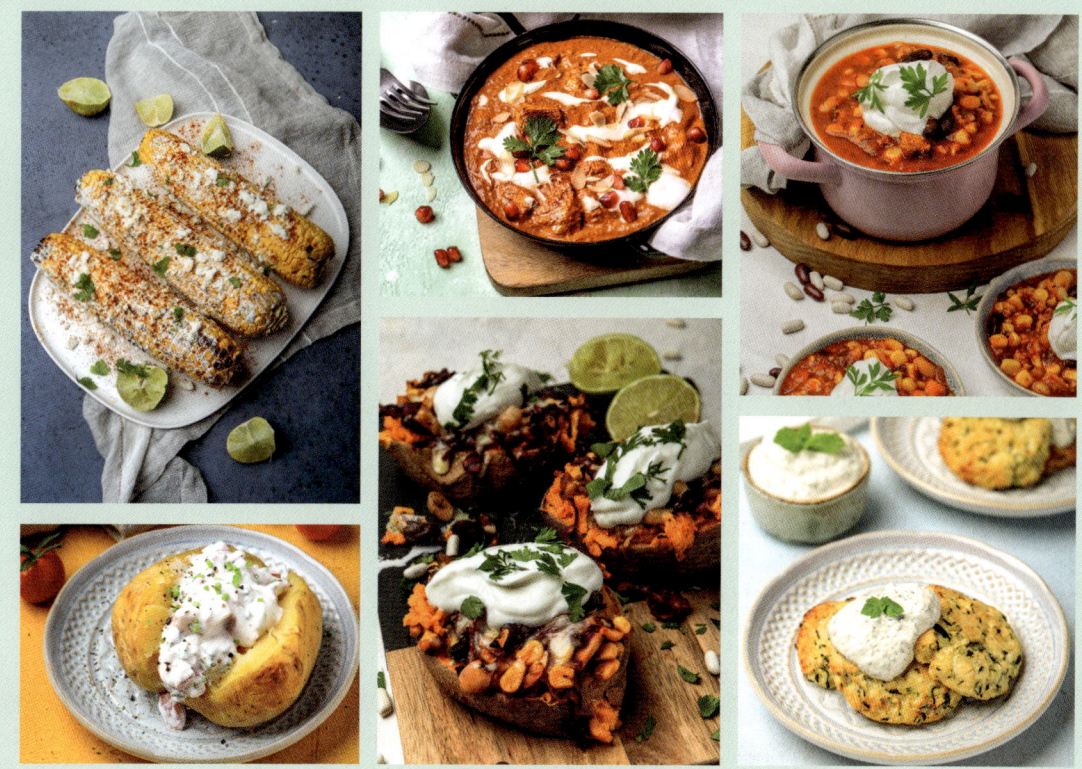

GEFÜLLTE SÜSSKARTOFFELN

Die Süßkartoffel, die in Wahrheit nur entfernt mit der Kartoffel verwandt ist, wird in diesem Rezept zu einem mexikanisch angehauchten Sattmacher.

....

NÄHRWERTE PRO PORTION: 246 KCAL, 37,1 G KOHLENHYDRATE, 5,2 G FETT, 9,8 G EIWEISS
ZUBEREITUNGSZEIT: 40 MINUTEN

....

FÜR 4 PORTIONEN:

2 Süßkartoffeln (ca. 400 g)
100 g Rotkraut
100 g Frühlingszwiebeln
Olivenöl zum Braten
100 g weiße Bohnen aus
   der Dose, abgespült,
   abgetropft
100 g rote Bohnen aus
   der Dose, abgespült,
   abgetropft
100 g Mais aus der Dose,
   abgespült, abgetropft
½ TL gem. Kreuzkümmel
½ TL schwarzer Pfeffer
   aus der Mühle
½ TL Cayennepfeffer
1 TL Paprikapulver, edelsüß
1 TL getr. Oregano
1 Knoblauchzehe
Saft von ½ Limette
100 g Gouda
120 g Skyr
frischer Koriander
   zum Garnieren

1. Den Backofen auf 180 °C Ober-/Unterhitze vorheizen.

2. Die Süßkartoffeln waschen. Mit einer Gabel rundum einstechen, auf ein mit Backpapier belegtes Blech legen und 60–90 Minuten im Ofen backen.

3. Rotkraut waschen, putzen und in dünne Streifen schneiden.

4. Frühlingszwiebeln waschen, putzen, in dünne Ringe schneiden und in einer Pfanne mit etwas Öl kurz anbraten.

5. Danach das Rotkraut hinzufügen und weitere 5 Minuten garen.

6. Bohnen und Mais hinzufügen und alle Gewürze einrühren. Den Knoblauch schälen und dazupressen. Alles weitere 3–5 Minuten garen. Limettensaft hinzufügen.

7. Gouda reiben.

8. Süßkartoffeln aus dem Ofen nehmen, der Länge nach oben einschneiden und mit der Gabel das Fleisch etwas auflockern, ohne die Schale zu zerstören.

9. Bohnenmischung in und auf die Süßkartoffeln geben und mit geriebenem Gouda bestreuen.

10. Kartoffeln weitere 10 Minuten im Ofen backen.

11. Mit etwas Skyr und Koriander garniert servieren.

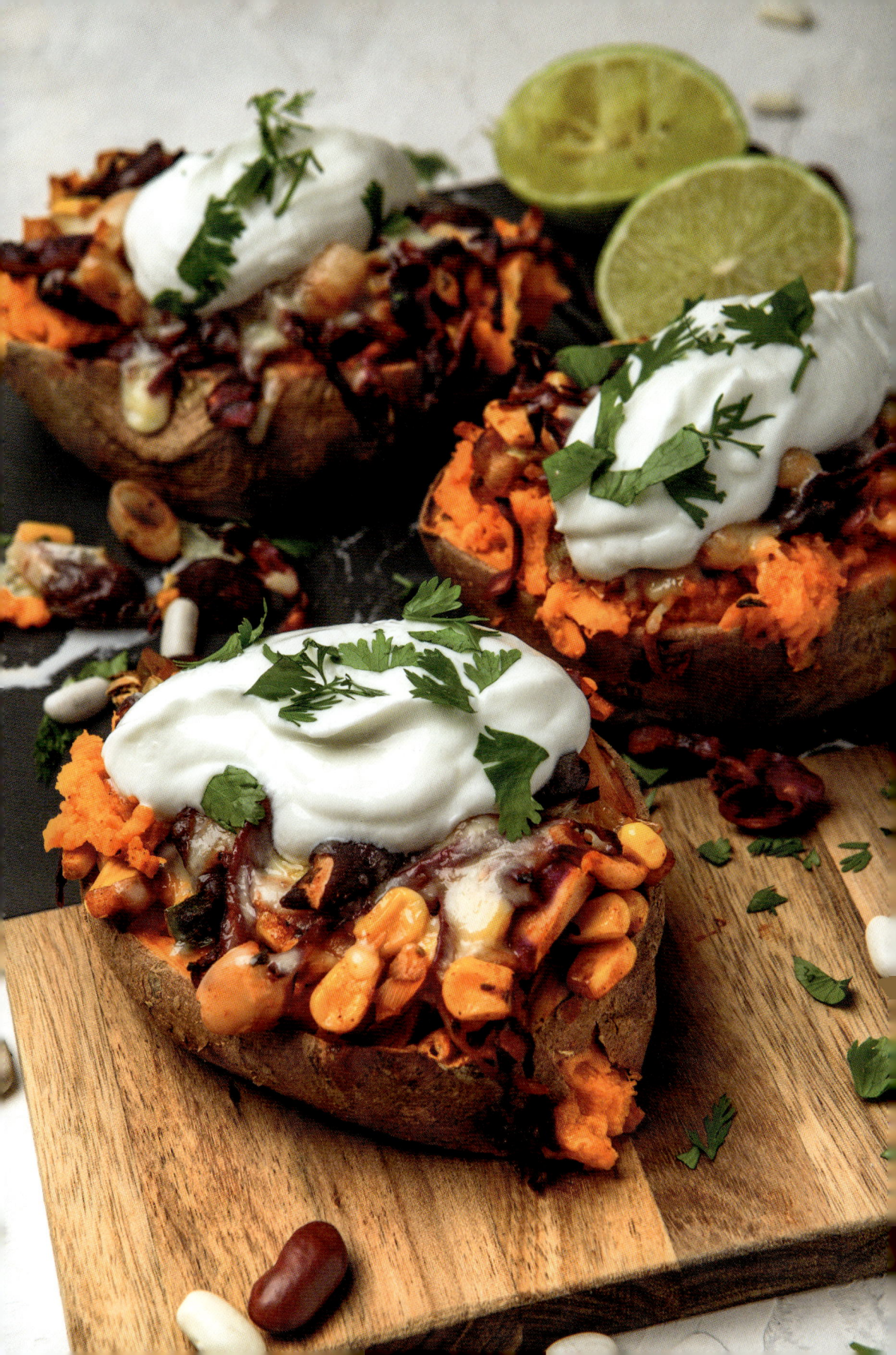

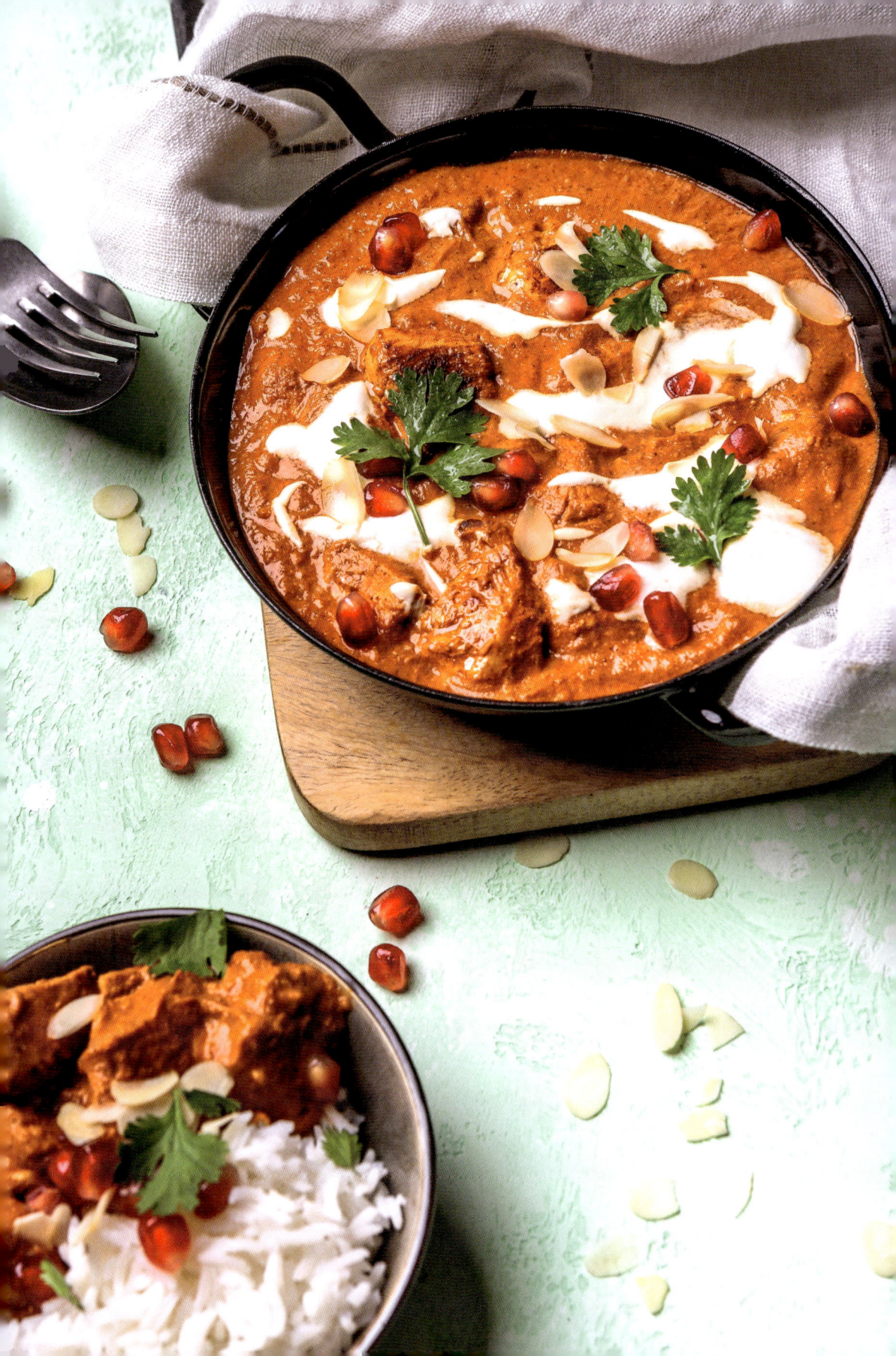

SKYR-CHICKEN

Murgh Makhani ist eines der bekanntesten Gerichte Indiens und besticht durch Würze und Cremigkeit zugleich. Es entstand durch das Zusammenmischen einiger Reste in der Küche. Für dieses Rezept wurde das Original etwas abgewandelt und an eine kalorienreduzierte Ernährung angepasst.

NÄHRWERTE PRO PORTION: 311 KCAL, 9,7 G KOHLENHYDRATE, 12,3 G FETT, 39,2 G EIWEISS
MARINIERZEIT: 30 MINUTEN • ZUBEREITUNGSZEIT: 30 MINUTEN

FÜR 4 PORTIONEN:

Für die Marinade:

10 g frischer Ingwer (ca. 2 cm)
2 Knoblauchzehen
150 g Skyr
1 TL mildes Red-Chili-Pulver
2 TL Garam Masala
1 TL gem. Kreuzkümmel
1 TL gem. Koriander
½ TL Zimt

Für die Hühnerbrust:

500 g Hühnerbrust
1 EL Olivenöl zum Braten

Für die Sauce:

1 Zwiebel
10 g frischer Ingwer (ca. 2 cm)
2 Knoblauchzehen
1 TL gem. Koriander
2 TL Garam Masala
1 gestr. TL gem. Kreuzkümmel
1 Msp. Zimt
500 g passierte Tomaten
ca. 100 ml Wasser
140 g Skyr

1. Für die Marinade den Ingwer schälen und hacken, die Knoblauchzehen schälen und pressen. Beides mit den restlichen Zutaten in einer Schüssel vermischen.

2. Hühnerbrust in ca. 2 x 2 cm große Würfel schneiden und in die Marinade einlegen. Mindestens 30 Minuten ziehen lassen.

3. Eine beschichtete Pfanne mit dem Olivenöl erhitzen und das marinierte Fleisch hineingeben und anbraten.

4. Das Hühnerfleisch in einer Schüssel beiseite stellen.

5. Für die Sauce Zwiebel, Ingwer und Knoblauch schälen und klein schneiden. Ohne die Pfanne vom Fleisch sauber zu wischen, die Zwiebel darin etwa 5 Minuten anschwitzen.

6. Dann Ingwer und Knoblauch hinzufügen und 1 Minute bei mittlerer Hitze garen.

7. Die Gewürze einrühren und kurz weitergaren.

8. Dann bei kleiner Hitze die passierten Tomaten und das Wasser hinzufügen. 10 Minuten köcheln lassen.

9. Die Sauce im Mixer pürieren und wieder in die Pfanne füllen.

10. Skyr kurz cremig rühren und in die Sauce mischen.

11. Fleisch hinzugeben und alles bei niedriger Hitze 8–10 Minuten köcheln lassen.

OFENKARTOFFEL MIT SCHNITTLAUCH-SKYR

Ein Klassiker aus dem Ofen, sättigend und einfach zuzubereiten. Wärmende Kartoffel mit frischem Skyr und Schnittlauch passt zu jeder Gelegenheit.

NÄHRWERTE PRO PORTION: 248 KCAL, 47,9 G KOHLENHYDRATE, 0,5 G FETT, 11,9 G EIWEISS
ZUBEREITUNGSZEIT: 10 MINUTEN • BACKZEIT: 60–70 MINUTEN

FÜR 4 PORTIONEN:

4 große Kartoffeln
(ca. 300 g pro Kartoffel)
1 Bund Schnittlauch
2 Tomaten (ca. 100 g)
200 g Skyr
Salz und Pfeffer

1. Backofen auf 200 °C Ober-/Unterhitze vorheizen.

2. Kartoffeln waschen und mit einer Gabel rundum einstechen. Mit Alufolie umwickeln, auf das Ofengitter legen und 60–70 Minuten im Ofen backen.

3. Schnittlauch waschen, trocken schütteln und hacken. Tomaten waschen, Stielansatz entfernen und Fruchtfleisch sehr klein würfeln. Beides in einer Schüssel mit Skyr vermischen. Nach Geschmack mit Salz und Pfeffer würzen.

4. Kartoffeln aus dem Ofen holen, mittig aufschneiden und mit Schnittlauch-Creme füllen.

5. Info: Alternativ können Sie die Kartoffeln 10 Minuten – aber unbedingt ohne Folie! – in der Mikrowelle garen und erst danach weitere 10 Minuten mit Folie in den Ofen legen. Nach 5 Minuten einmal wenden.

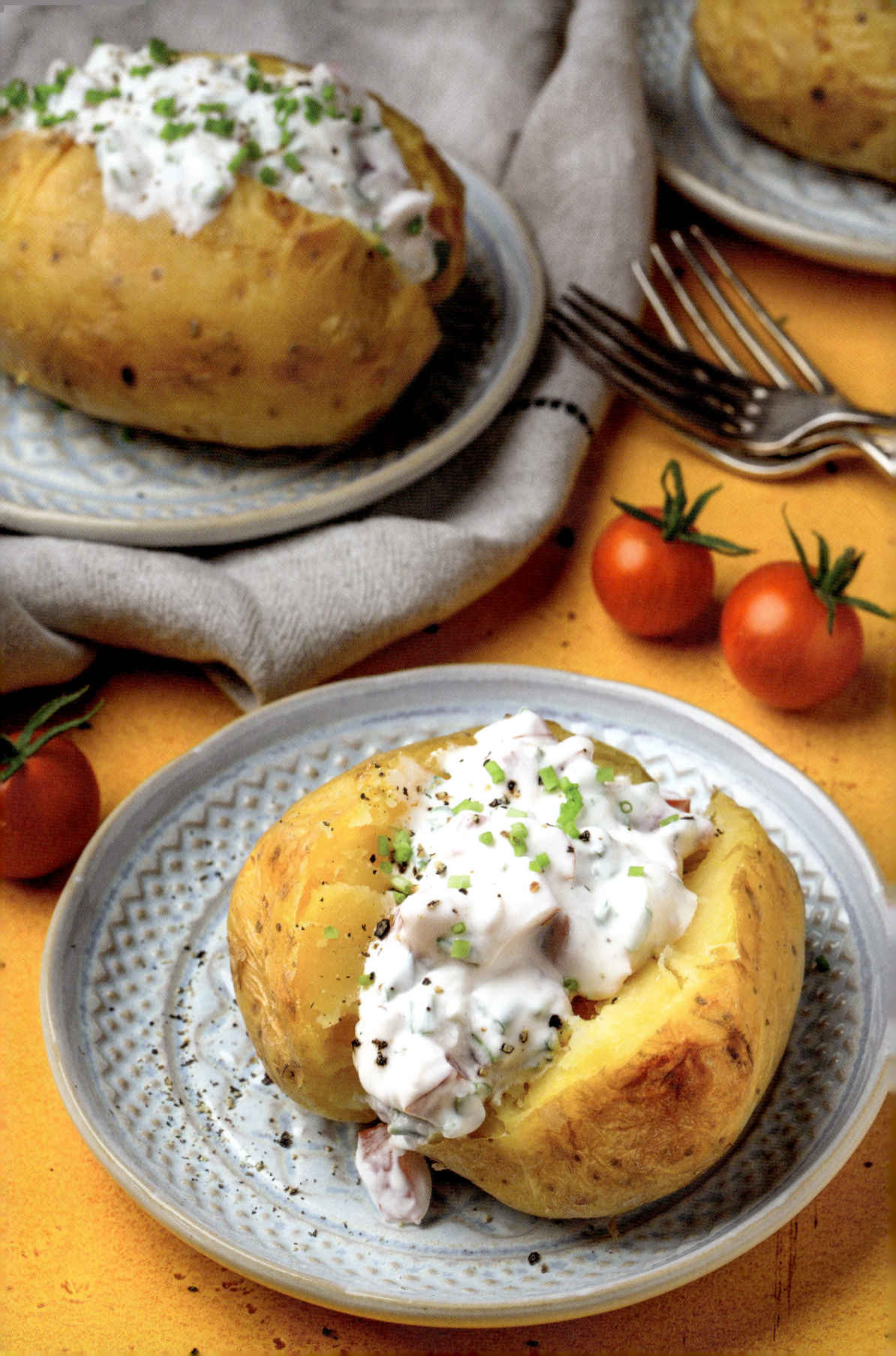

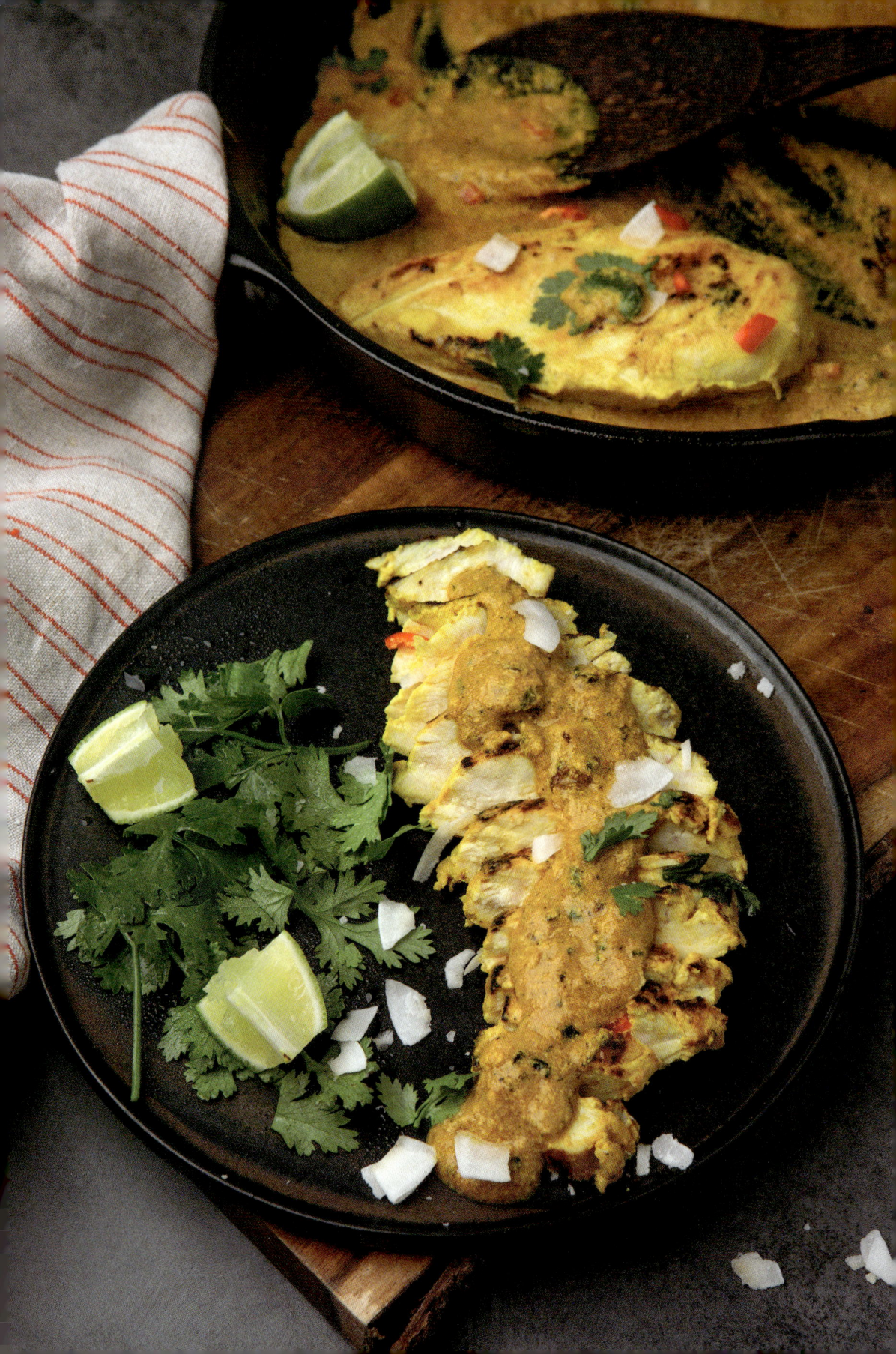

HÜHNERBRUST IN KOKOS-LIMETTEN-MARINADE

Ein exotisches Rezept ohne viele Extras, aber mit einem sommerlichen Touch durch das Zitronengras.

NÄHRWERTE PRO PORTION: 185 KCAL, 1,5 G KOHLENHYDRATE, 8,2 G FETT, 25,8 G EIWEISS
MARINIERZEIT: 30 MINUTEN • ZUBEREITUNGSZEIT: 20 MINUTEN

FÜR 4 PORTIONEN:

100 ml Kokosmilch
100 g Skyr
1 EL gem. Kurkuma
1 Stange Zitronengras
Saft von 1 Limette
1 TL getr. Kaffir-
   Limettenblätter
Salz
370 g Hühnerbrust
1 EL Olivenöl zum Braten
frischer Koriander zum
   Garnieren

1. Für die Marinade Kokosmilch und Skyr in einer Schüssel vermischen. Kurkuma hinzufügen.

2. Das Zitronengras zerdrücken, in 3–4 Teile schneiden und in die Marinade legen (muss später entfernt werden). Saft von ½ Limette einrühren.

3. Kaffir-Limettenblätter hinzufügen und nach Geschmack salzen. Das Hühnerfleisch in die Schüssel legen und mindestens 30 Minuten marinieren.

4. Eine Pfanne mit dem Olivenöl erhitzen. Hühnerfleisch aus der Marinade heben und bei mittlerer Hitze in der Pfanne ca. 4 Minuten pro Seite braten.

5. Den restlichen Limettensaft unterrühren.

6. Marinade durch ein Sieb zum Huhn in die Pfanne geben. Mindestens 5 weitere Minuten köcheln lassen.

7. Huhn herausnehmen, in Scheiben schneiden und mit Sauce und etwas Koriander garniert servieren.

INFO: Wer möchte, kann als Beilage etwas Reis zum Hühnerfleisch reichen.

ZUCCHINIPUFFER MIT SKYR-MINZ-SAUCE

Zucchini sind ein Gemüse, das in Kombination mit Feta besonders gut schmeckt. Hier kommt außerdem noch eine frische Skyr-Minz-Sauce zum Dippen dazu.

NÄHRWERTE PRO PORTION: 421 KCAL, 27,5 G KOHLENHYDRATE, 20,8 G FETT, 29,8 G EIWEISS
RUHEZEIT: 20 MINUTEN • ZUBEREITUNGSZEIT: 45 MINUTEN

Für 12 Zucchinipuffer:

600 g Zucchini
1 TL Salz
2 Eier
50 g Semmelbrösel
100 g Feta

Für die Minz-Sauce:

10 g frische Minzblätter
200 g Skyr
Saft von ½ Limette
1 TL schwarzer Pfeffer aus
   der Mühle
Salz

1. Zucchini putzen, waschen und durch eine grobe Reibe in eine Schüssel raspeln.

2. Mit dem Salz gut durchkneten und 20 Minuten beiseite stellen.

3. Währenddessen für die Sauce die Minzblätter waschen und mit den anderen Zutaten in einem Mixer fein pürieren. Mit Salz abschmecken.

4. Die Zucchini in ein Sieb abgießen und mit den Händen das Wasser gut auspressen. Zucchini wieder in die Schüssel geben und mit den Eiern verrühren.

5. Semmelbrösel und zerbröckelten Feta untermischen und die Masse etwa 30 Minuten ziehen lassen.

6. Währenddessen den Backofen auf 180 °C Umluft vorheizen.

7. Aus der Masse 12 Puffer formen und diese auf ein mit Backpapier belegtes Blech geben. 25 Minuten im Ofen backen, dabei nach etwa der Hälfte der Zeit einmal wenden.

8. Zucchinipuffer mit der Minz-Sauce servieren.

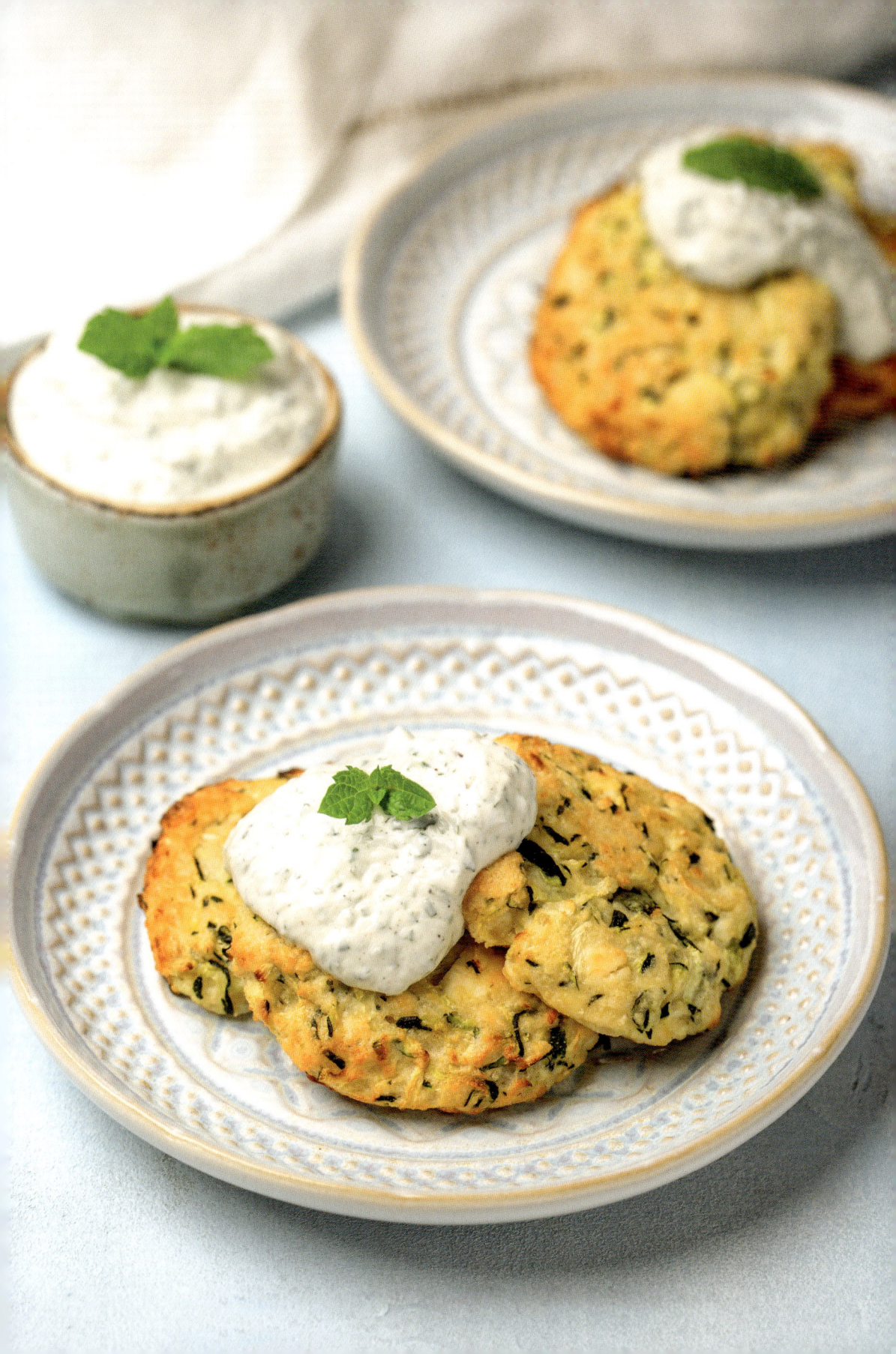

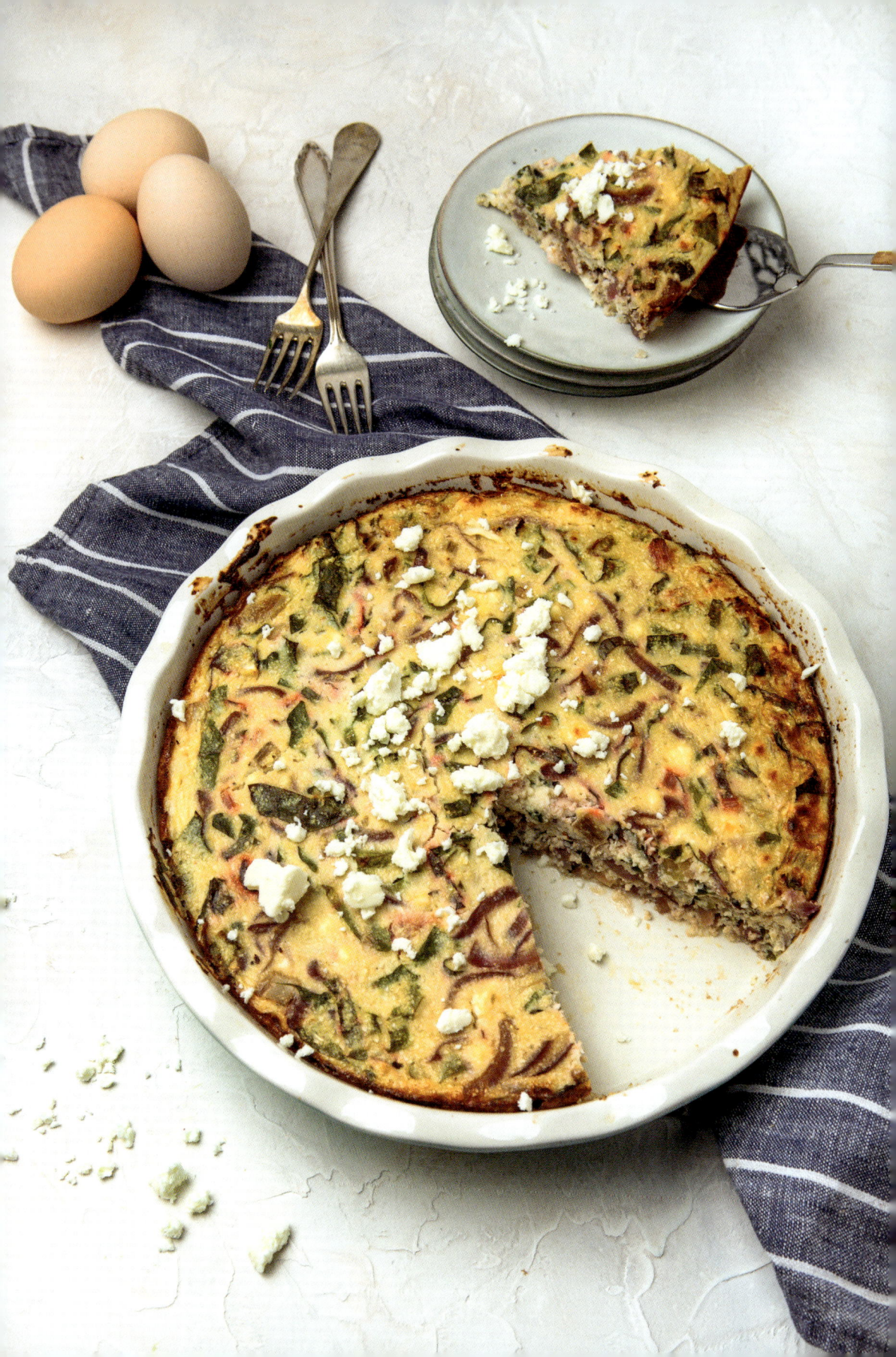

BODENLOSE BLUMENKOHLQUICHE

Diese Quiche kommt komplett ohne Teig aus, was sie sehr leicht macht – ideal für jede Diät! Blumenkohl ist zudem reich an Vitamin C und Kalium.

NÄHRWERTE PRO PORTION: 361 KCAL, 16,9 G KOHLENHYDRATE, 21,8 G FETT, 25,5 G EIWEISS
ZUBEREITUNGSZEIT: 10 MINUTEN • BACKZEIT: 40 MINUTEN

FÜR 4 PORTIONEN:

450 g Blumenkohl
200 g rote Zwiebel
1 EL Öl zum Braten
130 g Mangold
270 g Feta
200 g Skyr
4 Eier
1 Prise gem. Muskatnuss
Salz und Pfeffer

1. Backofen auf 180 °C Umluft vorheizen.

2. Blumenkohl waschen, putzen und im Mixer klein hacken.

3. Zwiebel schälen, würfeln und in einer Pfanne mit wenig Öl glasig braten.

4. Mangold waschen, putzen und grob zerschneiden.

5. 250 g Feta zerbröckeln und mit den restlichen Zutaten in einer Schüssel gründlich vermischen. Nach Geschmack salzen und pfeffern.

6. Eine Quicheform (26 cm Ø) einfetten und die Masse hineinfüllen. Quiche auf der mittleren Schiene im Ofen 40 Minuten backen.

7. Den restlichen Feta zerbröckeln und vor dem Servieren über die Quiche streuen.

CHILI CON POLLO

Chili mal anders – das Hühnerfleisch macht dieses herzhafte Gericht
ein wenig feiner und leichter als das sonst übliche Rindfleisch.
Tipp: Unser Eiweißbrot (siehe Seite 88) passt ideal als Beilage.

NÄHRWERTE PRO PORTION: 360 G KCAL, 34,1 G KOHLENHYDRATE, 5,8 G FETT, 37,9 G EIWEISS
ZUBEREITUNGSZEIT: 50 MINUTEN

FÜR 4 PORTIONEN:

1 Zwiebel
1 Knoblauchzehe
etwas Olivenöl zum Braten
400 g Hühnerhackfleisch
200 ml Gemüsebrühe
600 g passierte Tomaten
1 ½ TL gem. Kreuzkümmel
1 TL Cayennepfeffer
1 EL Paprikapulver, edelsüß
1 TL getr. Oregano
250 g weiße Bohnen aus
  der Dose, abgespült,
  abgetropft
250 g Kidneybohnen aus
  der Dose, abgespült,
  abgetropft
200 g Mais aus der Dose,
  abgespült, abgetropft
200 g Skyr

1. Die Zwiebel und den Knoblauch schälen, die Zwiebel klein würfeln und den Knoblauch hacken. Etwas Olivenöl in einer Pfanne erhitzen und die Zwiebel darin in 5 Minuten glasig dünsten, dann den Knoblauch hinzufügen und anbraten.

2. Hackfleisch dazugeben und ein paar Minuten braten.

3. Mit der Gemüsebrühe und den passierten Tomaten ablöschen.

4. Gewürze einrühren und das Chili 30 Minuten köcheln lassen.

5. Bohnen und Mais hinzufügen und alles weitere 10 Minuten köcheln lassen.

6. Vor dem Servieren auf jede Portion etwas Skyr löffeln.

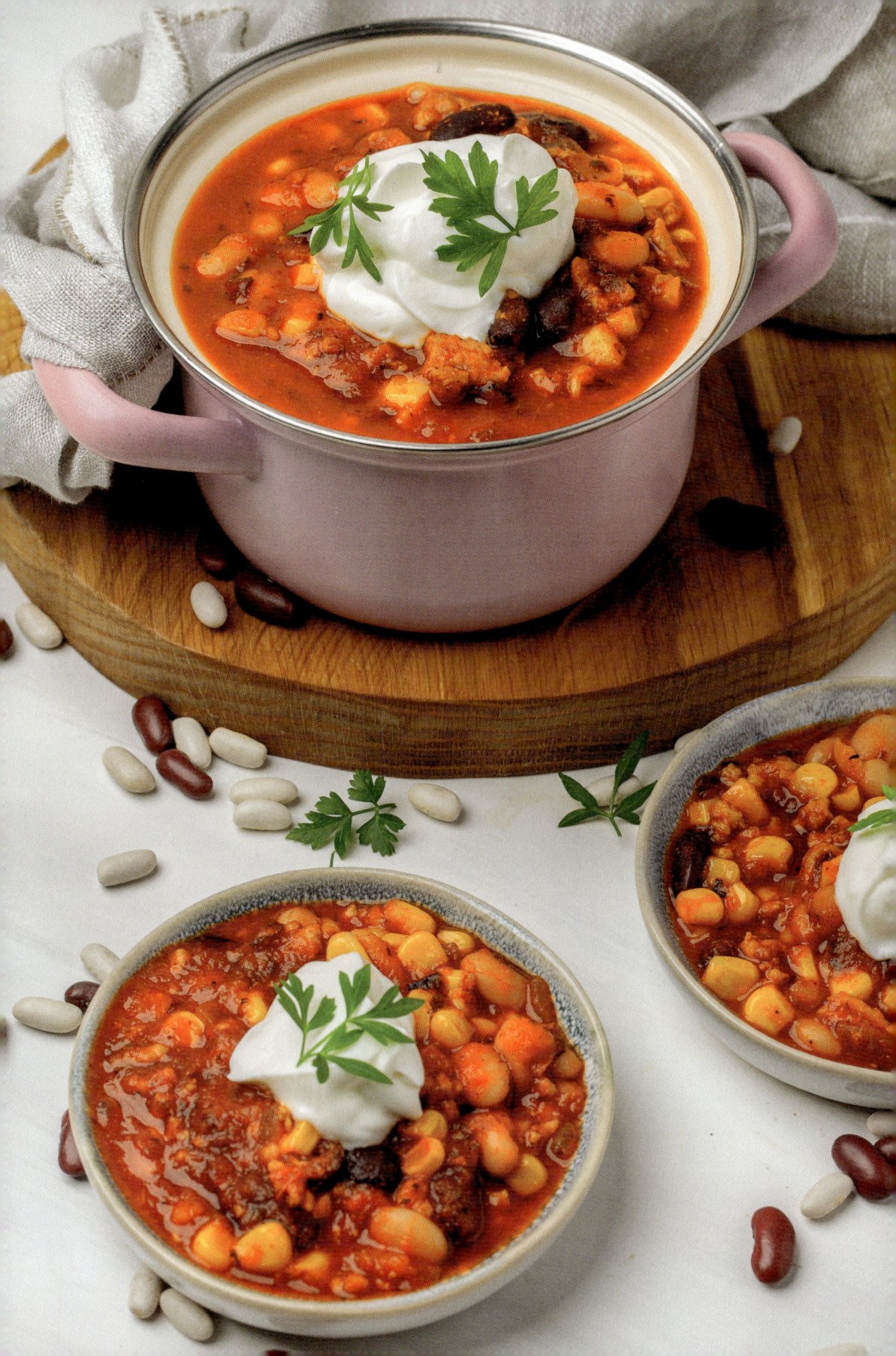

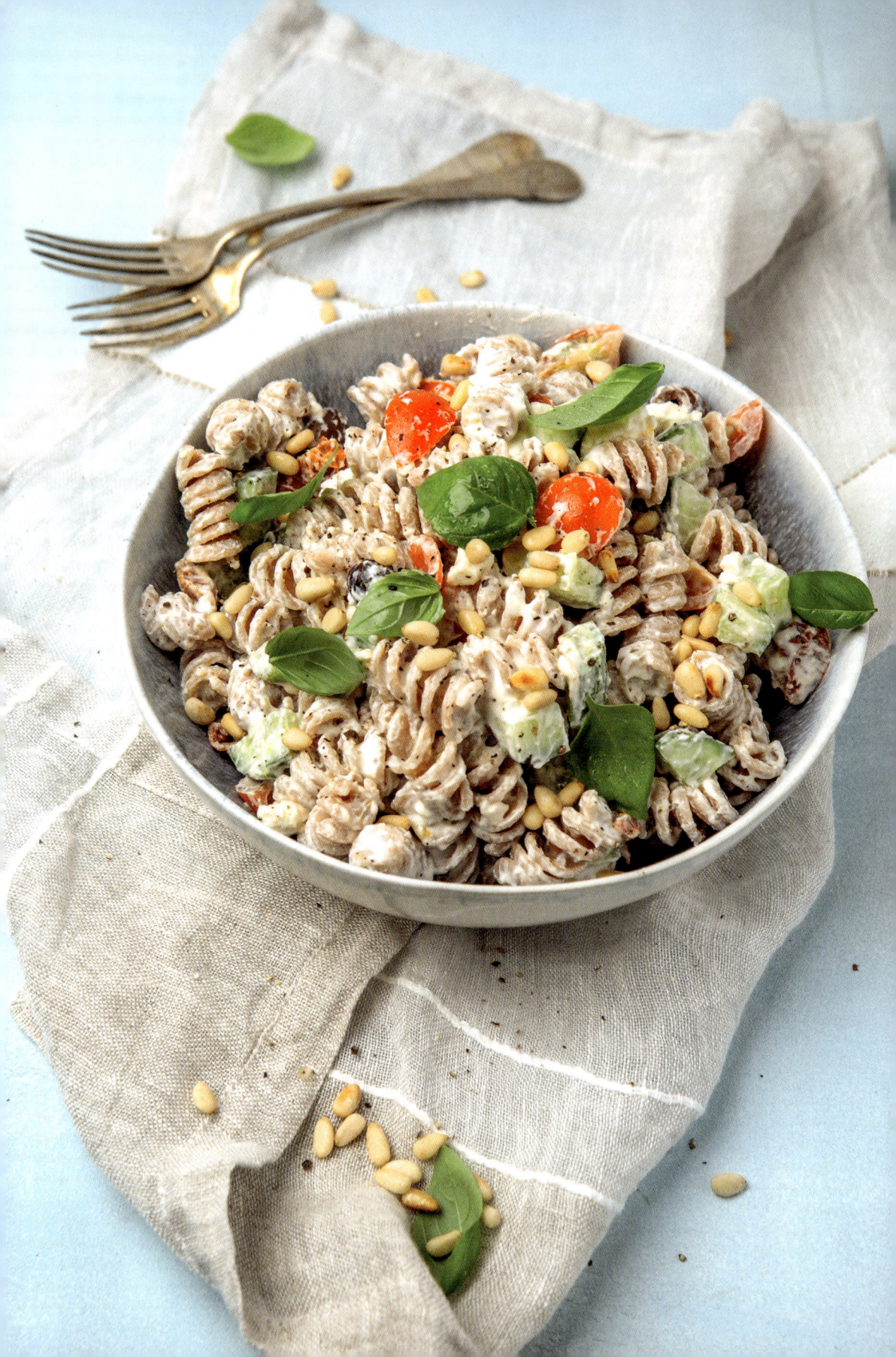

NUDELSALAT

Nudelsalat ist der perfekte Begleiter für Arbeit, Uni oder Schule. Man kann ihn ganz einfach am Vortag zubereiten und am nächsten Tag mitnehmen.

NÄHRWERTE PRO PORTION: 452 KCAL, 58,9 G KOHLENHYDRATE, 15,3 G FETT, 23,9 G EIWEISS
ZUBEREITUNGSZEIT: 20 MINUTEN

FÜR 4 PORTIONEN:

- 280 g Vollkornnudeln
- 160 g Gurke (ca. 1 mittelgroße)
- 70 g getr. Tomaten, ohne Öl
- 160 g Cocktailtomaten
- 50 g entkernte Kalamata-Oliven
- 280 g Skyr
- 120 g Feta
- Salz und Pfeffer
- Saft von ½ Limette
- 1 Handvoll Pinienkerne (ca. 10 g)

1. Nudeln in einem Topf mit Wasser nach Packungsanleitung bissfest kochen. Dann durch ein Sieb abseihen, abkühlen lassen und in eine Schüssel geben.

2. Die Gurke waschen, putzen und würfeln. Die getrockneten Tomaten klein schneiden und die Cocktailtomaten waschen und vierteln.

3. Das geschnittene Gemüse und die Oliven unter die abgekühlten Nudeln mischen. Den Skyr ebenfalls unterrühren.

4. Feta zerbröckeln und unter den Salat heben. Mit Salz und Pfeffer abschmecken und den Saft der Limette hinzufügen.

5. Pinienkerne in einer Pfanne ohne Öl rösten und über den Salat streuen.

MAISKOLBEN MIT SKYR

Dieses Rezept ist von einem mexikanischen Street Food namens Elotes inspiriert. Limette und Koriander passen ideal zu der leichten Süße des Mais. Wer es etwas schärfer haben möchte, kann noch Tabasco darüberträufeln.

NÄHRWERTE PRO PORTION: 194 KCAL, 2,2 G KOHLENHYDRATE, 0,1 G FETT, 5,6 G EIWEISS
ZUBEREITUNGSZEIT: 30 MINUTEN

FÜR 4 PORTIONEN:

4 junge Maiskolben
7 g frischer Koriander
1 Knoblauchzehe
½ Bio-Limette
100 g Feta
200 g Skyr
Salz und Pfeffer

1. Maiskolben putzen, waschen und 25 Minuten bei mittlerer Hitze auf den Grill legen. Dabei regelmäßig weiterdrehen, sodass sie rundum gegrillt werden. Falls kein Grill vorhanden ist, Mais 5 Minuten in einem Topf mit Wasser kochen und dann in einer Pfanne mit etwas Öl fertig garen.

2. Koriander waschen, trocken schütteln und hacken. Knoblauch schälen und pressen. Limette waschen, mit Küchenpapier abtrocknen und Schale von ½ Limette abreiben. 1 EL Saft auspressen. Den Feta zerbröckeln.

3. Alle vorbereiteten Zutaten (außer dem Mais) mit dem Skyr in einer Schüssel vermischen und mit Salz und Pfeffer abschmecken.

4. Mit einem Kochpinsel den fertigen Mais rundum mit der Sauce bestreichen.

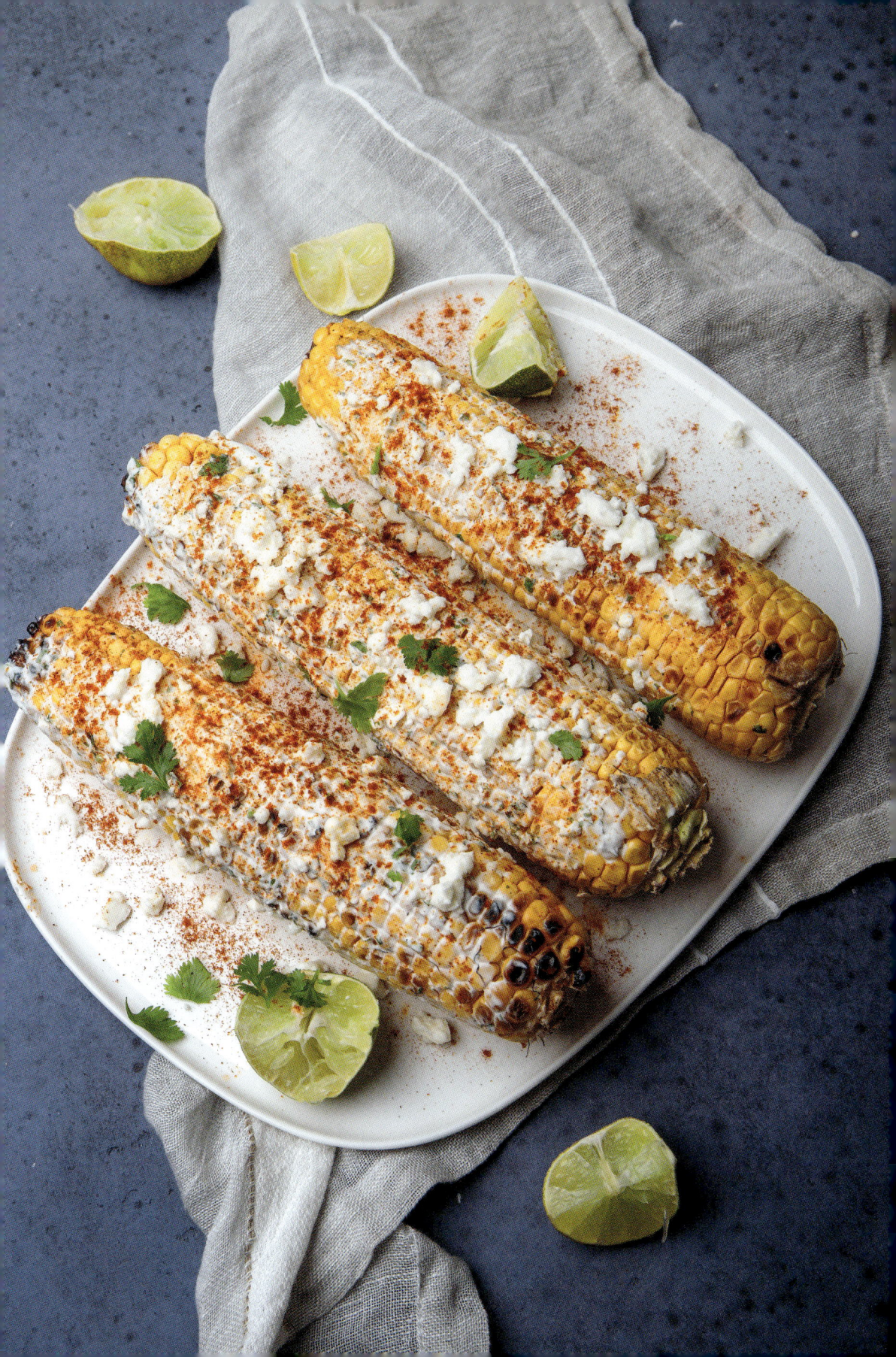

SKYR-SALATDRESSING

Dieses leichte Salatdressing mit Skyr, Senf und Honig ist herrlich cremig, schnell zubereitet und verwandelt jeden Salat Ihrer Wahl in ein wunderbar schmackhaftes Mittagessen, das sich auch gut im Büro verzehren lässt.

NÄHRWERTE PRO PORTION: 46 KCAL, 2,1 G KOHLENHYDRATE, 2,8 G FETT, 2,7 G EIWEISS
ZUBEREITUNGSZEIT: 10 MINUTEN

FÜR 130 ML:

80 g Skyr
1 EL Apfelessig
1 EL Olivenöl
½ TL getr. Estragon
1 Schuss Wasser
1 TL Dijon-Senf
1 TL Honig
Salz und Pfeffer

Alle Zutaten in einer Schüssel miteinander verrühren und Salat nach Wahl damit anmachen.

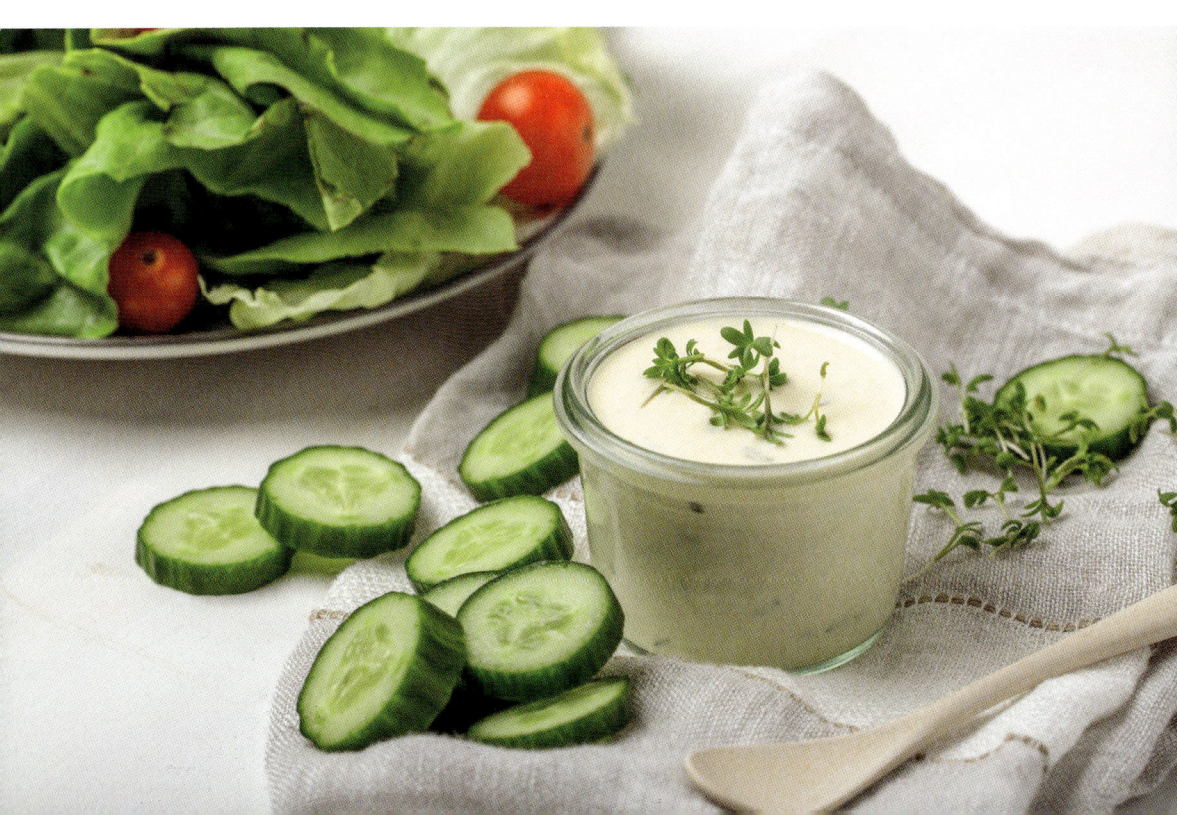

ABENDESSEN

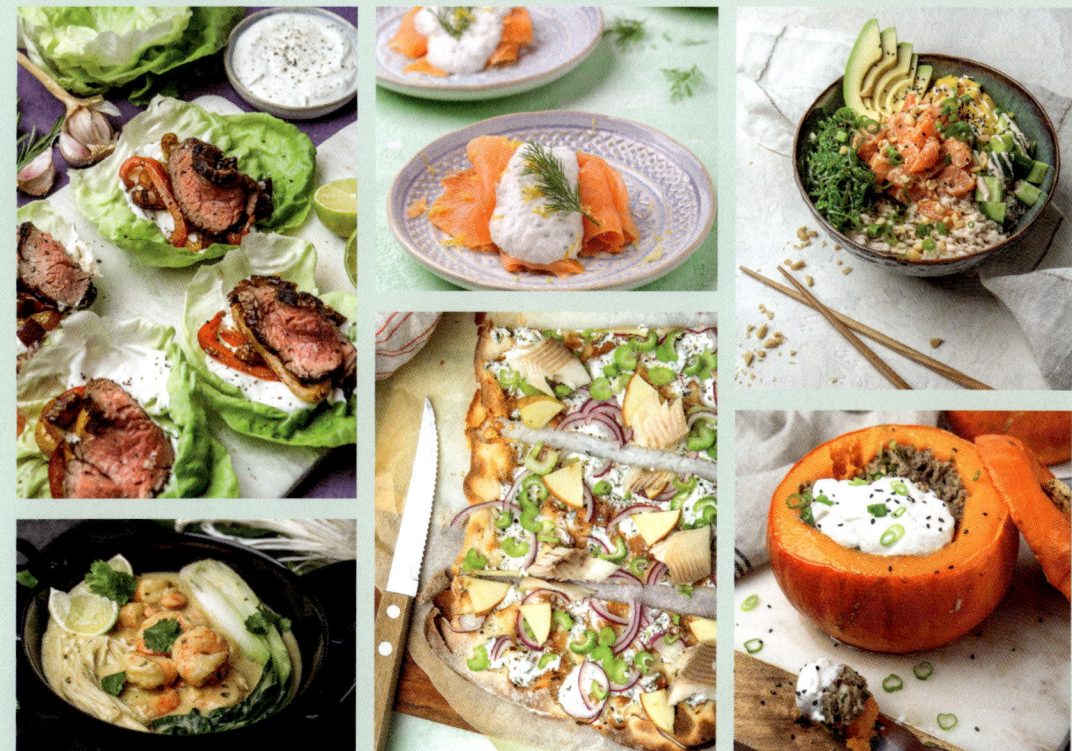

FLAMMKUCHEN MIT RÄUCHERFORELLE

Flammkuchen kann man auch bei einer kalorienreduzierten Diät essen. Knusprig, leicht und in Kombination mit regionalem, geräuchertem Fisch schmeckt dieses Gericht im Winter genauso gut wie im Sommer.

NÄHRWERTE PRO PORTION: 371 KCAL, 44,5 G KOHLENHYDRATE, 6,7 G FETT, 28 G EIWEISS
RUHEZEIT: 30 MINUTEN • ZUBEREITUNGSZEIT: 40 MINUTEN • BACKZEIT: 8 MINUTEN

FÜR 4 PORTIONEN:

Für den Teig:

150 g Skyr
1 Ei
250 g Weizenvollkornmehl
1 TL Salz
10 ml Pflanzenöl
Mehl zum Ausrollen

Für den Belag:

300 g Skyr
15 g Schnittlauchröllchen
Salz und Pfeffer
1 Apfel
1–2 Stangen Sellerie
½ rote Zwiebel
150 g geräuchertes
   Forellenfilet

1. Alle Zutaten für den Teig in einer Schüssel mithilfe des Handrührgeräts zu einem glatten Teig verkneten. 30 Minuten zugedeckt ruhen lassen.

2. In einer weiteren Schüssel Skyr und Schnittlauch zu einer Sauce verrühren und mit Salz und Pfeffer würzen.

3. Den Teig in 4 gleich große Kugeln teilen und jede davon mit einem Nudelholz auf einer bemehlten Arbeitsfläche sehr dünn (ca. 1–2 mm) ausrollen.

4. Den Ofen auf 200 °C Ober-/Unterhitze vorheizen und den ausgerollten Teig auf zwei mit Backpapier ausgelegte Bleche aufteilen und 4 Minuten im Ofen backen.

5. Inzwischen den Apfel waschen, Stiel und Kerngehäuse entfernen und Fruchtfleisch in dünne Scheiben schneiden. Sellerie waschen, Zwiebel schälen und beides ebenfalls in dünne Scheiben schneiden.

6. Den Teig aus dem Ofen holen, mit der Sauce bestreichen und mit Apfel, Sellerie und Zwiebel belegen. Dann weitere 4 Minuten im Ofen backen, bis der Flammkuchen goldbraun ist.

7. Flammkuchen aus dem Ofen nehmen, mit geräucherter Forelle belegen und servieren.

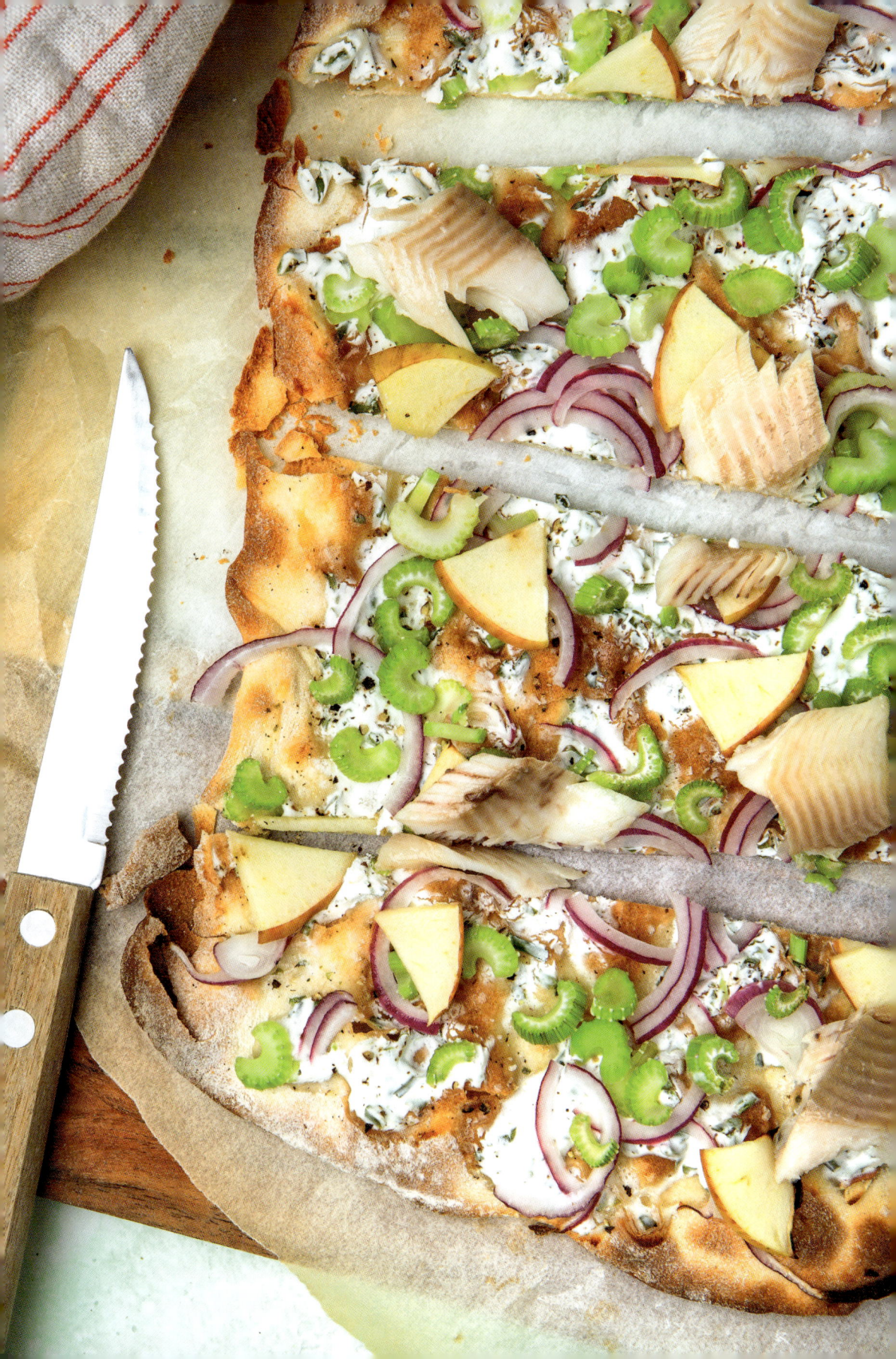

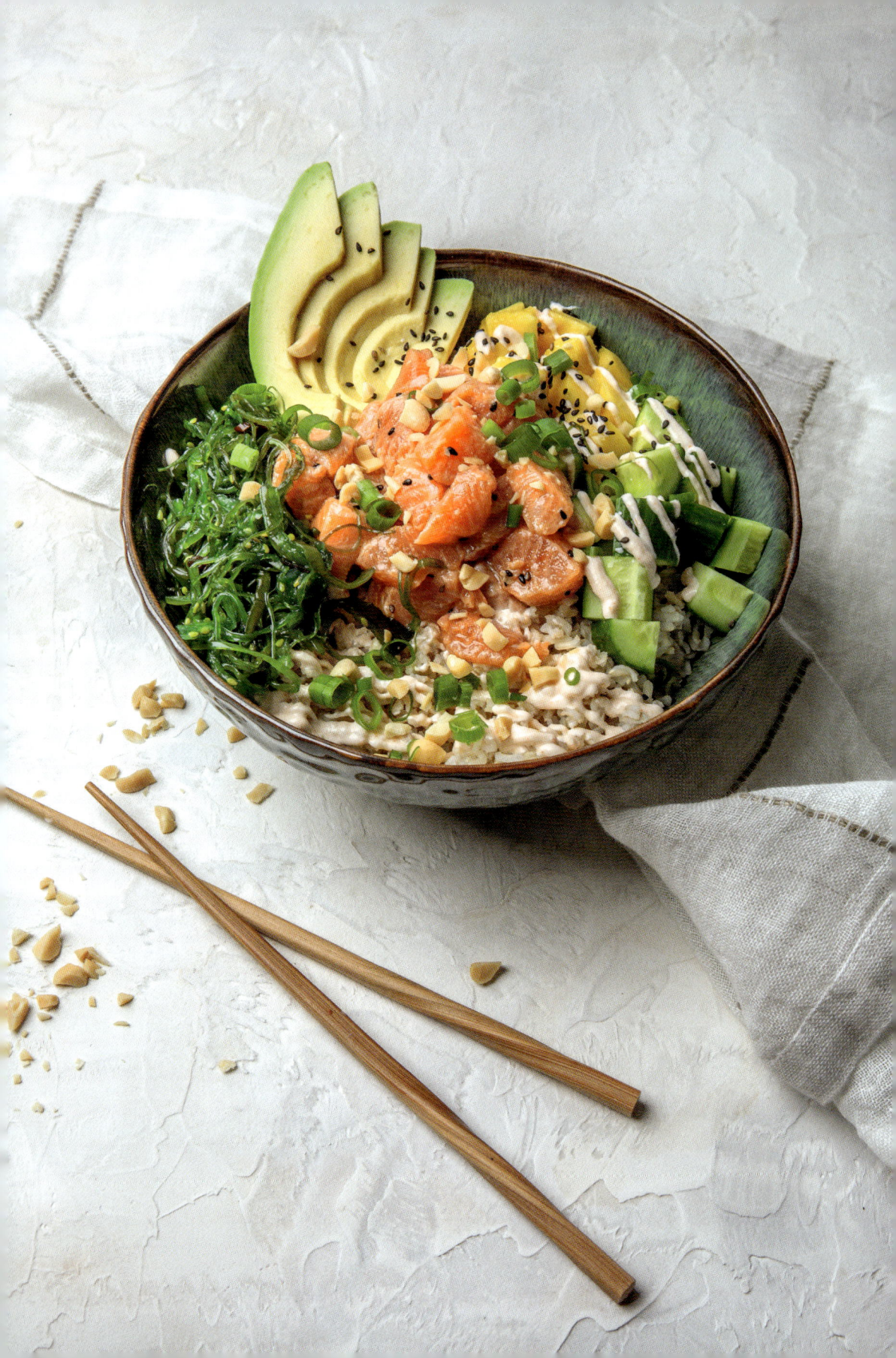

POKÉ BOWL

Poké Bowls kommen ursprünglich aus Hawaii, sind inzwischen aber in ganz Europa verbreitet. In diesem Rezept wird die Bowl mit einer würzigen Sauce mit Skyr angerichtet.

NÄHRWERTE PRO PORTION: 190 KCAL, 250 G KOHLENHYDRATE, 8,5 G FETT, 7,5 G EIWEISS
ZUBEREITUNGSZEIT: CA. 30 MINUTEN

FÜR 4 PORTIONEN:

Für die Bowl:

125 g Langkornreis
1 Mango
1 Avocado
½ Gurke
1 Handvoll Erdnusskerne
2 Stangen Frühlingszwiebel
200 g Wakame-Algen

Für den Fisch:

300 g Lachsforellenfilet
1 TL Sesamöl
1 TL Sojasauce
1 Spritzer Zitronensaft
½ EL schwarze
    Sesamsamen

Für die Sauce:

100 g Skyr
1 EL Sriracha
1 TL Erythrit

1. Den Reis in einem Topf mit Wasser nach Packungsanleitung zubereiten. Dann durch ein Sieb abgießen und abkühlen lassen.

2. Während der Reis kocht, das Lachsforellenfilet auf Gräten prüfen und häuten. Dann den Fisch in ca. 1 x 1 cm große Würfel schneiden.

3. Die Lachsforellenwürfel in einer Schüssel mit den restlichen Zutaten für den Fisch vermischen und beiseite stellen.

4. In einer weiteren Schüssel die Zutaten für die Sauce verrühren.

5. Mango schälen, Fruchtfleisch vom Kern schneiden und würfeln. Avocado halbieren, entkernen, das Fruchtfleisch vorsichtig herauslöffeln und würfeln. Gurke waschen und ebenfalls würfeln. Die Erdnüsse kurz in einer Pfanne ohne Öl rösten, dann hacken. Frühlingszwiebeln putzen, waschen und in Ringe schneiden.

6. Den Reis in 4 Schalen füllen und Fischwürfel, Mango, Avocado, Gurke, Erdnüsse und Wakame-Algen gleichmäßig darauf verteilen.

7. Dann die Bowls mit der Sauce beträufeln und mit Frühlingszwiebelringen bestreuen.

SKYR-SLAW

Dieses Skyr-Slaw ist die leichte weiße Wolke unter den recht schweren und fetten Coleslaw-Salaten, die normalerweise mit viel Mayonnaise zubereitet werden.

NÄHRWERTE PRO PORTION: 66 KCAL, 8 G KOHLENHYDRATE, 1,4 G FETT, 5,4 G EIWEISS
ZUBEREITUNGSZEIT: 10 MINUTEN • RUHEZEIT: 10 MINUTEN

FÜR 4 PORTIONEN:

Für den Salat:

100 g Rotkraut
100 g Weißkraut
80 g Karotten
½ TL Salz
120 g Apfel

Für das Dressing:

150 g Skyr
2 EL Apfelessig
1 TL Erythrit
1 EL Dijon-Senf

1. Rot- und Weißkraut putzen, waschen und in feine Streifen hobeln.

2. Karotte putzen, waschen und in feine, dünne Streifen schneiden oder grob raspeln.

3. Die vorbereiteten Zutaten in eine Schüssel geben und salzen, mindestens 10 Minuten ziehen lassen. Dann überschüssigen Flüssigkeit abgießen.

4. Den Apfel waschen, das Kerngehäuse entfernen und das Fruchtfleisch fein reiben. Unter den Salat mischen.

5. Zutaten für das Dressing in einer Schüssel verrühren und unter den Salat heben.

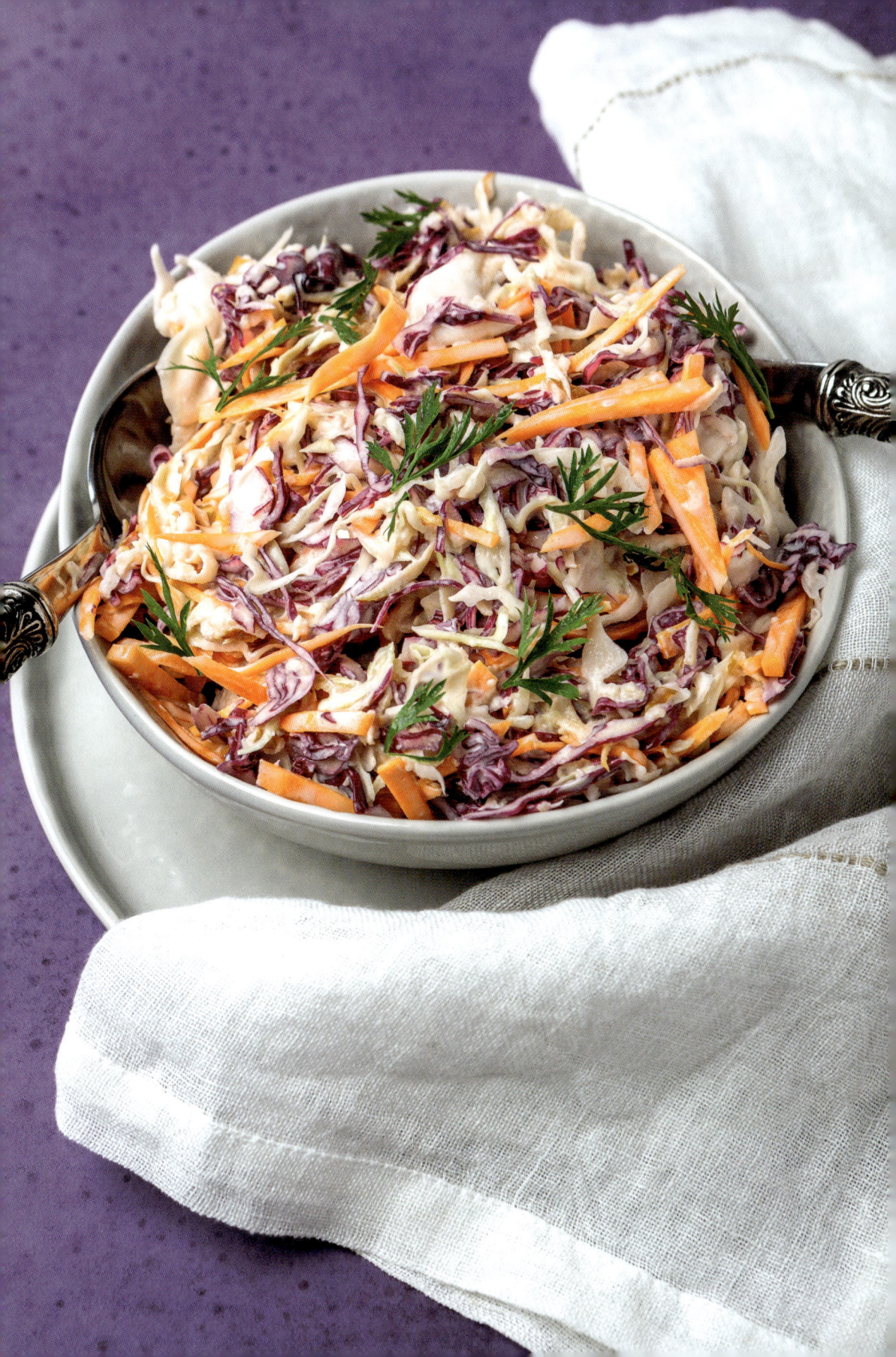

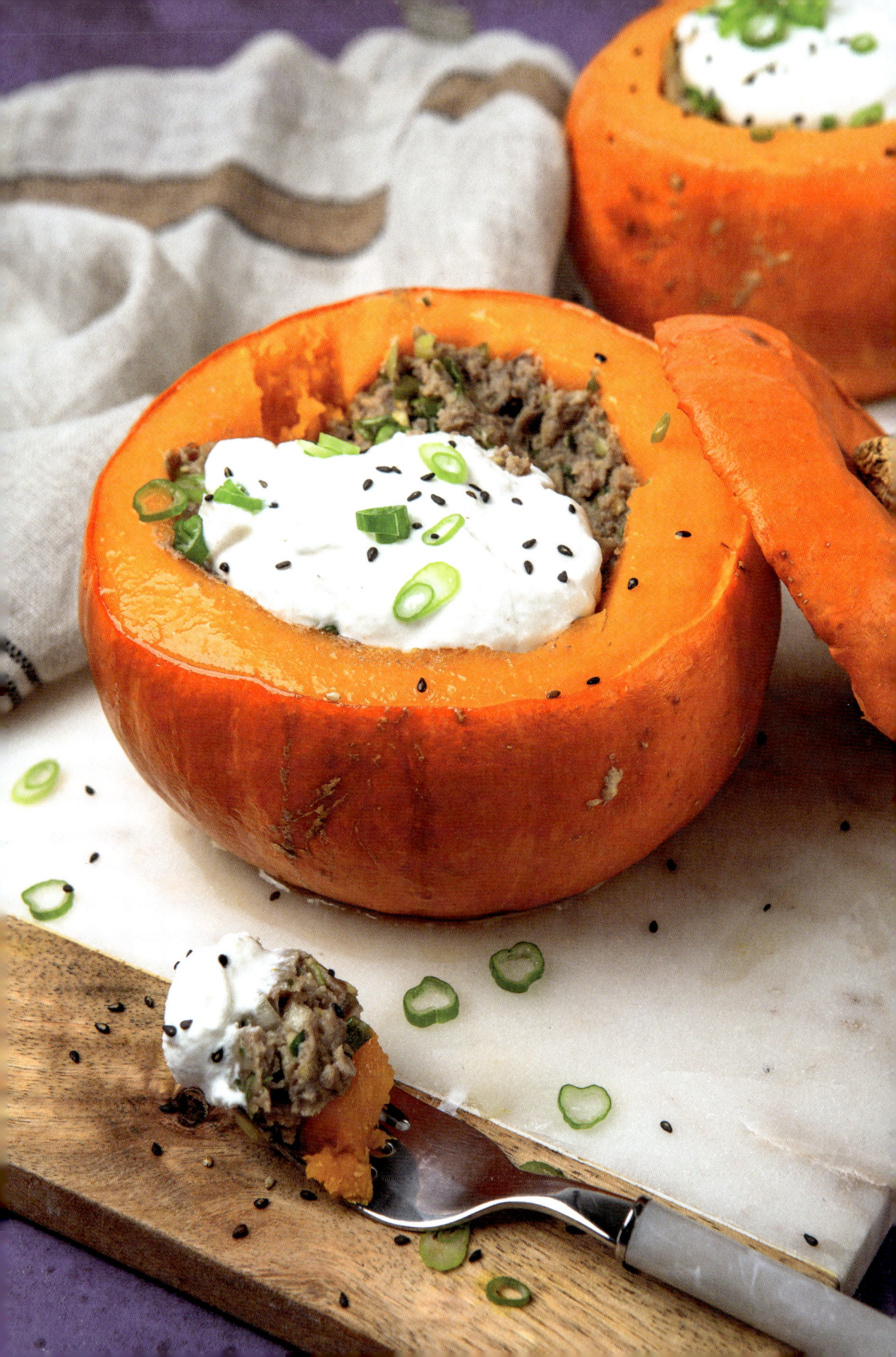

GEFÜLLTER HOKKAIDO-KÜRBIS

Passend zu seinem japanischen Namensgeber, wird dieser Hokkaido-Kürbis leicht asiatisch gewürzt. Der Ingwer verleiht dem Ganzen eine angenehme Frische und ist gut für die Verdauung.

NÄHRWERTE PRO PORTION: 533 KCAL, 41,9 G KOHLENHYDRATE, 13,6 G FETT, 23,2 G EIWEISS
BACKZEIT: 60 MINUTEN • ZUBEREITUNGSZEIT: 10 MINUTEN

FÜR 4 PORTIONEN:

Für den Kürbis:

2 kleine Hokkaido-Kürbisse
(ca. 1,8 kg)
20 g frischer Ingwer
150 g Frühlingszwiebel
430 g Rinderhackfleisch
50 ml Sojasauce
10 ml Sesamöl
20 ml Reiswein

Für die Creme:

100 g Skyr
10 g Tahin
5 ml Sesamöl
Salz und Pfeffer

1. Den Backofen auf 180 °C Ober-/Unterhitze vorheizen.

2. Kürbisse waschen, falls nötig an der Unterseite flach abschneiden, sodass sie gut stehen können. An der Oberseite einen Deckel abtrennen und die Kerne entfernen.

3. Ingwer schälen und hacken. Frühlingszwiebeln putzen, waschen und ebenfalls hacken.

4. Ingwer und Frühlingszwiebel in einer Schüssel mit den restlichen Zutaten für die Füllung gründlich vermischen und die Kürbisse damit befüllen.

5. Kürbisse auf ein mit Backpapier belegtes Blech stellen und 1 Stunde im Ofen garen.

6. Währenddessen alle Zutaten für die Creme vermischen und die fertigen Kürbisse damit garnieren.

LACHS MIT SKYR-MEERRETTICH-DIP

Lachs weist einen hohen Anteil an Omega-3-Fettsäuren auf, die dabei helfen, den Stoffwechsel anzukurbeln. Meerrettich hingegen enthält viel Vitamin C und ist gut für das Immunsystem.

NÄHRWERTE PRO PORTION: 42 KCAL, 6 G KOHLENHYDRATE, 0,1 G FETT, 4,2 G EIWEISS
ZUBEREITUNGSZEIT: 10 MINUTEN

FÜR 4 PORTIONEN:

½ Bio-Zitrone
10 g frisch geriebener
   Meerrettich
150 g Skyr
4 Stängel frischer Dill
½ TL Erythrit
200 g Räucherlachs

1. Die Zitrone waschen und mit Küchenpapier abtrocknen. Schale einer halben Zitrone abreiben und Saft der halben Zitrone auspressen.

2. Zitronenzesten, -saft und Meerrettich in einer Schüssel verrühren. Den Skyr untermischen und Dip mit Salz nach Geschmack würzen.

3. Den Dill waschen und trocken schütteln. Einen Teil des Dills zum Garnieren beiseite legen. Den Rest hacken und unter die Sauce heben.

4. Den Erythrit einrühren.

5. Die Sauce zum Räucherlachs servieren und mit Dill garnieren.

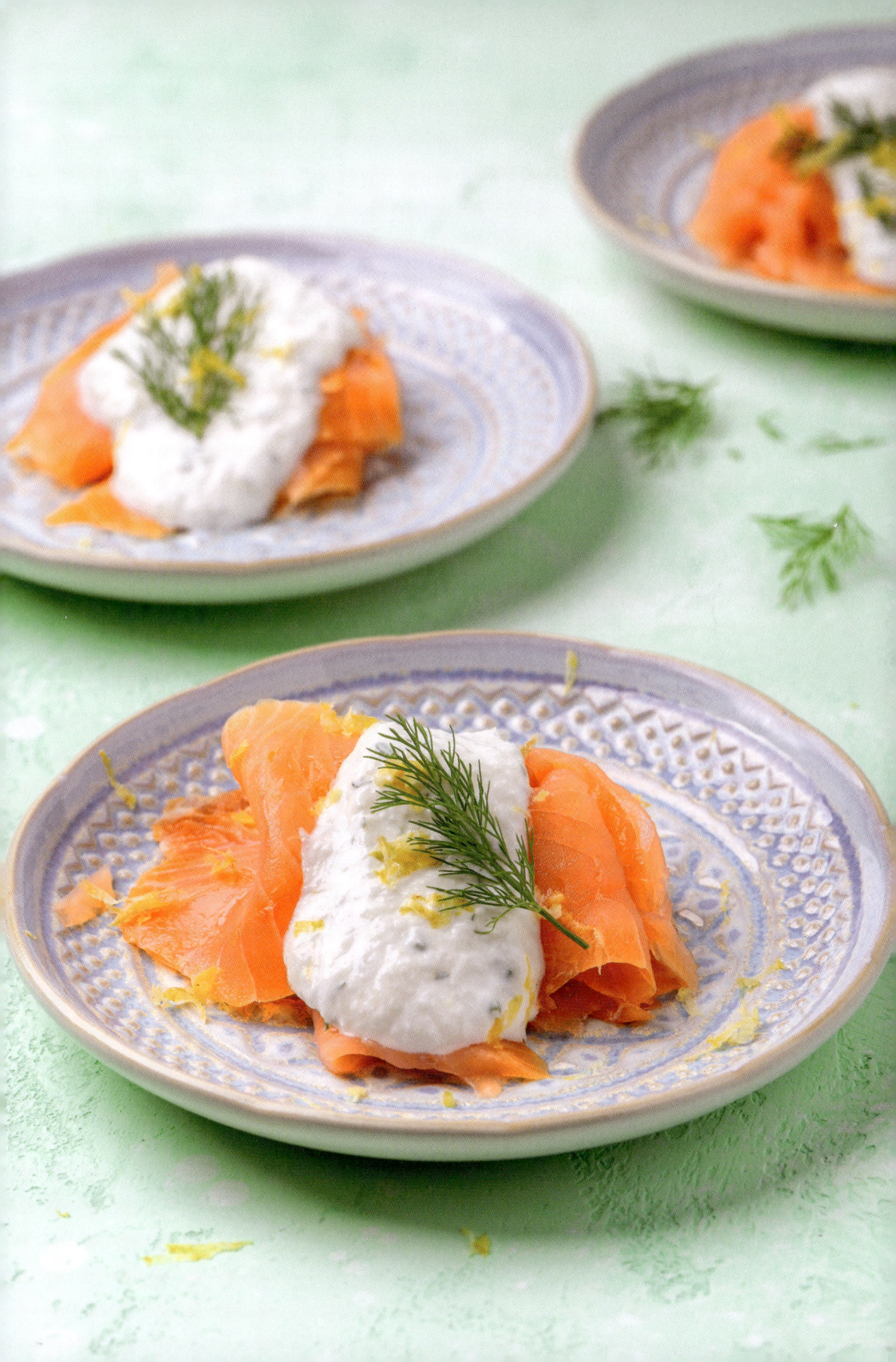

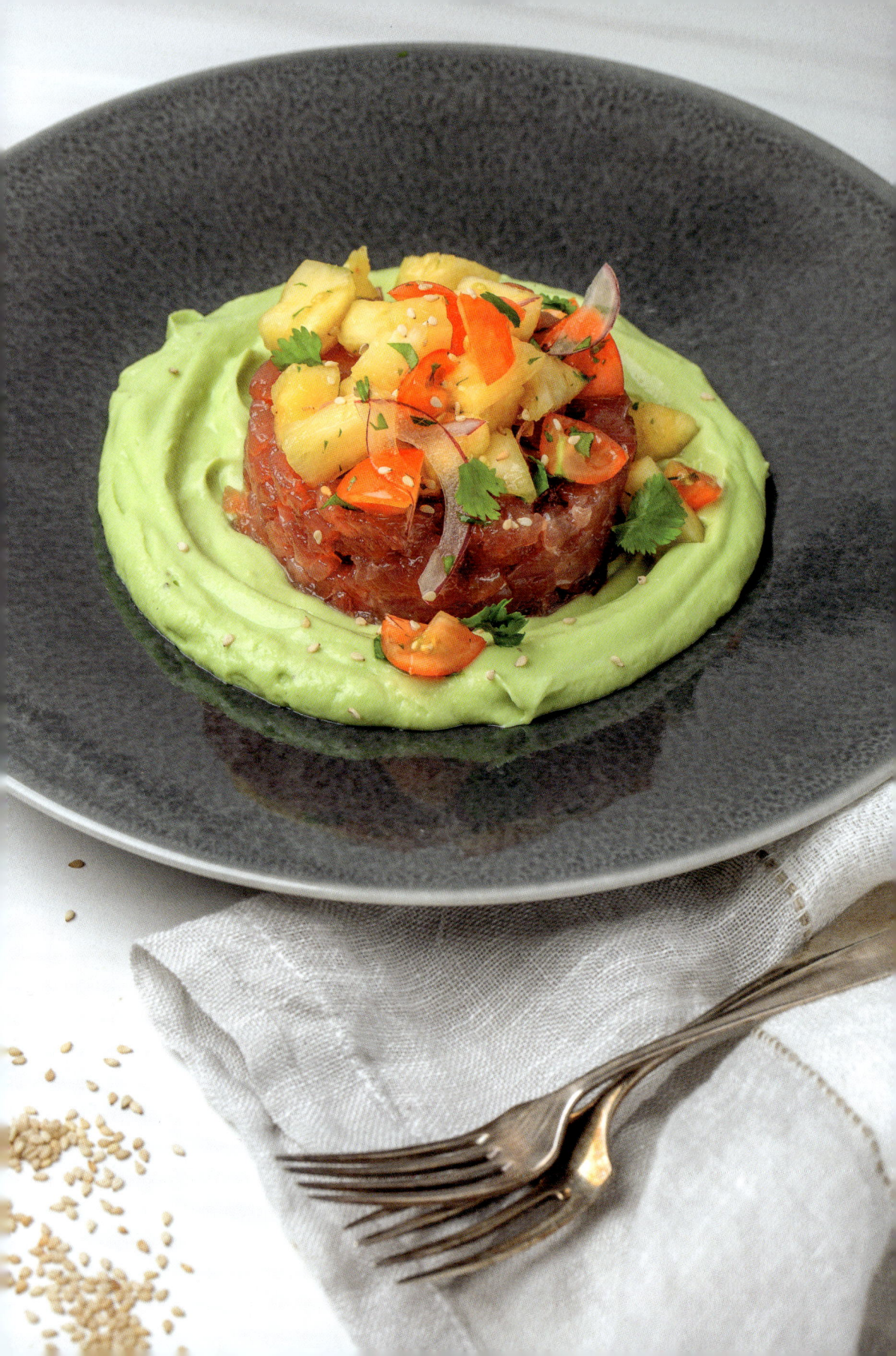

THUNFISCHTATAR AUF AVOCADO-SKYR-CREME

Thunfischtatar selbst zuzubereiten ist einfacher als gedacht.
Auf einem cremigen Avocado-Skyr-Spiegel und mit fruchtiger
Tomaten-Ananas-Salsa gekrönt, ist es ein leckerer Abendgenuss.

NÄHRWERTE PRO PORTION: 566 KCAL, 15,8 G KOHLENHYDRATE, 13,2 G FETT, 38,5 G EIWEISS
ZUBEREITUNGSZEIT: 20 MINUTEN

FÜR 2 PORTIONEN:

Für die Tomaten-Ananas-Salsa:

80 g frische Ananas
4 Cocktailtomaten (ca. 40 g)
¼ rote Zwiebel
2 Stängel frischer
   Koriander

Für die Creme:

1 Avocado (ca. 300 g)
Saft von ½ Limette
100 g Skyr
1 Prise Salz

Für das Thunfischtatar:

300 g frisches Thunfischfilet
1–2 TL Sojasauce
½–1 TL Sesamöl
Saft von ½ Limette

1. Ananas schälen und das Fruchtfleisch würfeln. Tomaten waschen, Zwiebel schälen und beides klein schneiden. Koriander waschen, trocken schütteln und hacken. Alle Zutaten für die Salsa in einer Schüssel vermischen.

2. Die Avocado halbieren, entkernen und das Fruchtfleisch mit einem Löffel aus der Schale heben. Mit den restlichen Zutaten für die Creme in einer Schüssel mit dem Stabmixer fein pürieren.

3. Das Thunfischfilet fein hacken und in einer Schüssel mit Sojasauce, Sesamöl und Limettensaft verrühren. Die Masse zu 2 runden »Pattys« formen (am besten Förmchen verwenden).

4. Die Avocadocreme auf die Teller streichen. Thunfischtatar darauf platzieren und mit der Salsa garnieren.

GARNELEN-CURRY

Dieses Garnelen-Curry erinnert an warme Sommertage in exotischen Ländern. Köstliche Garnelen mit Kokosmilch, einer Zitronengrasnote und Enoki-Pilzen bringen Abwechslung auf die Teller.

NÄHRWERTE PRO PORTION: 306 KCAL, 6,4 G KOHLENHYDRATE, 20,5 G FETT, 24,2 G EIWEISS
ZUBEREITUNGSZEIT: 20 MINUTEN

FÜR 4 PORTIONEN:

1 EL grüne Currypaste
etwas Öl zum Braten
400 ml ungezuckerte Kokosmilch, leicht
½ Stange Zitronengras
1 TL getr. Kaffir-Limettenblätter
1 EL Fischsauce
1 Knoblauchzehe
350 g Garnelen, küchenfertig
200 g Pak Choi
150 g Skyr
100 g Enoki-Pilze
Limettenspalten zum Garnieren
frischer Koriander zum Garnieren

1. Die Currypaste in einer Pfanne mit etwas Öl kurz anbraten.

2. Kokosmilch angießen und etwas köcheln lassen.

3. Zitronengras ein bisschen zerdrücken, um die Aromen freizusetzen. Zusammen mit den Kaffir-Limettenblättern und der Fischsauce hinzufügen.

4. Knoblauch schälen und hacken. In einer separaten Pfanne mit etwas Öl Knoblauch und Garnelen etwa 5 Minuten anbraten (bis sie rundum rot und nicht mehr gräulich sind).

5. Dann die Garnelen in die Kokosmilch geben und alles 5 Minuten abgedeckt köcheln lassen.

6. Pak Choi waschen, putzen und der Länge nach vierteln und hinzufügen, weitere 5 Minuten köcheln. Dann Skyr einrühren.

7. Die Enoki-Pilze säubern, in das Curry rühren und 1 Minute köcheln lassen.

8. Das Zitronengras entfernen und Curry mit Limettenspalten und frischem Koriander garniert servieren.

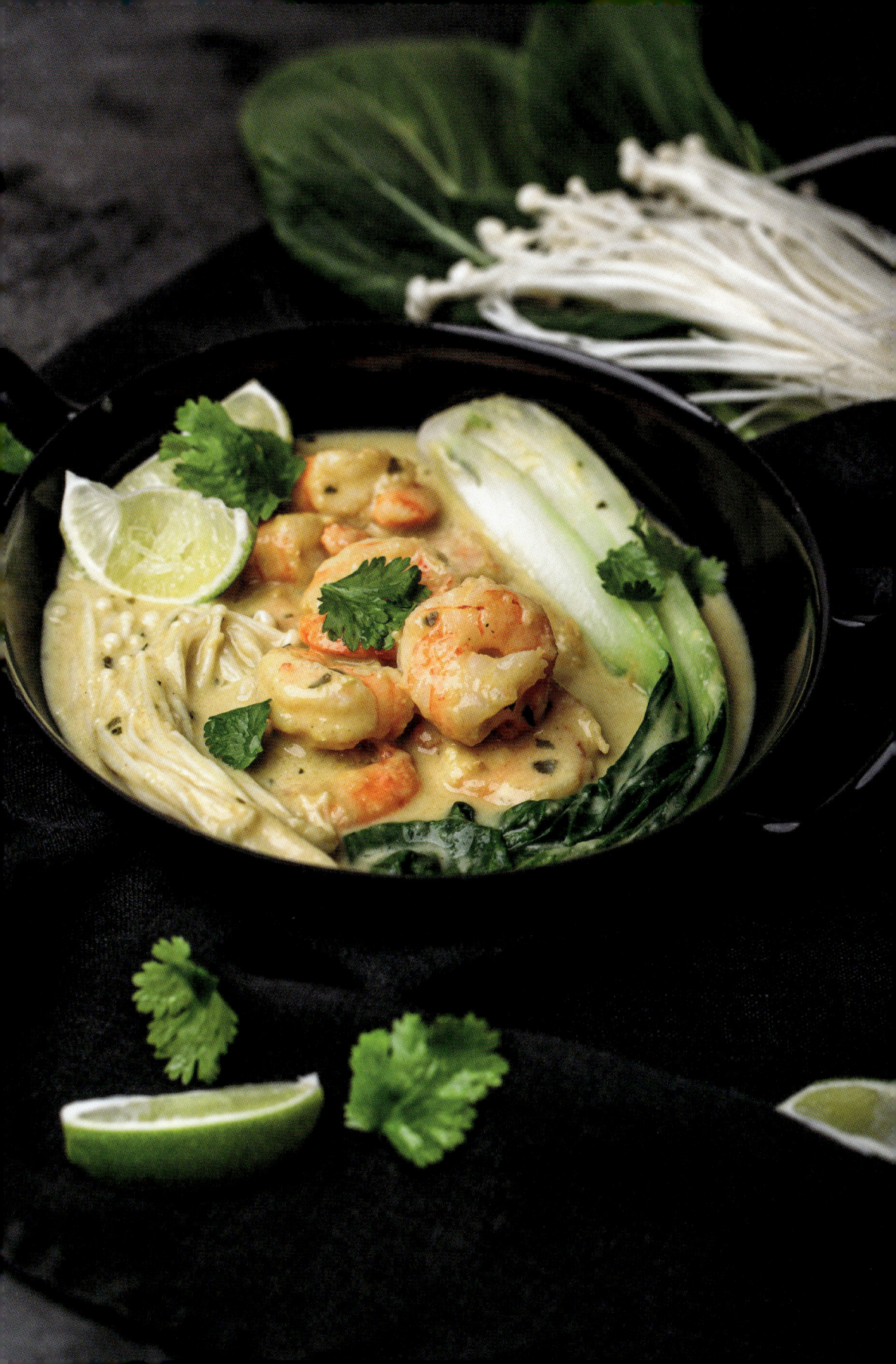

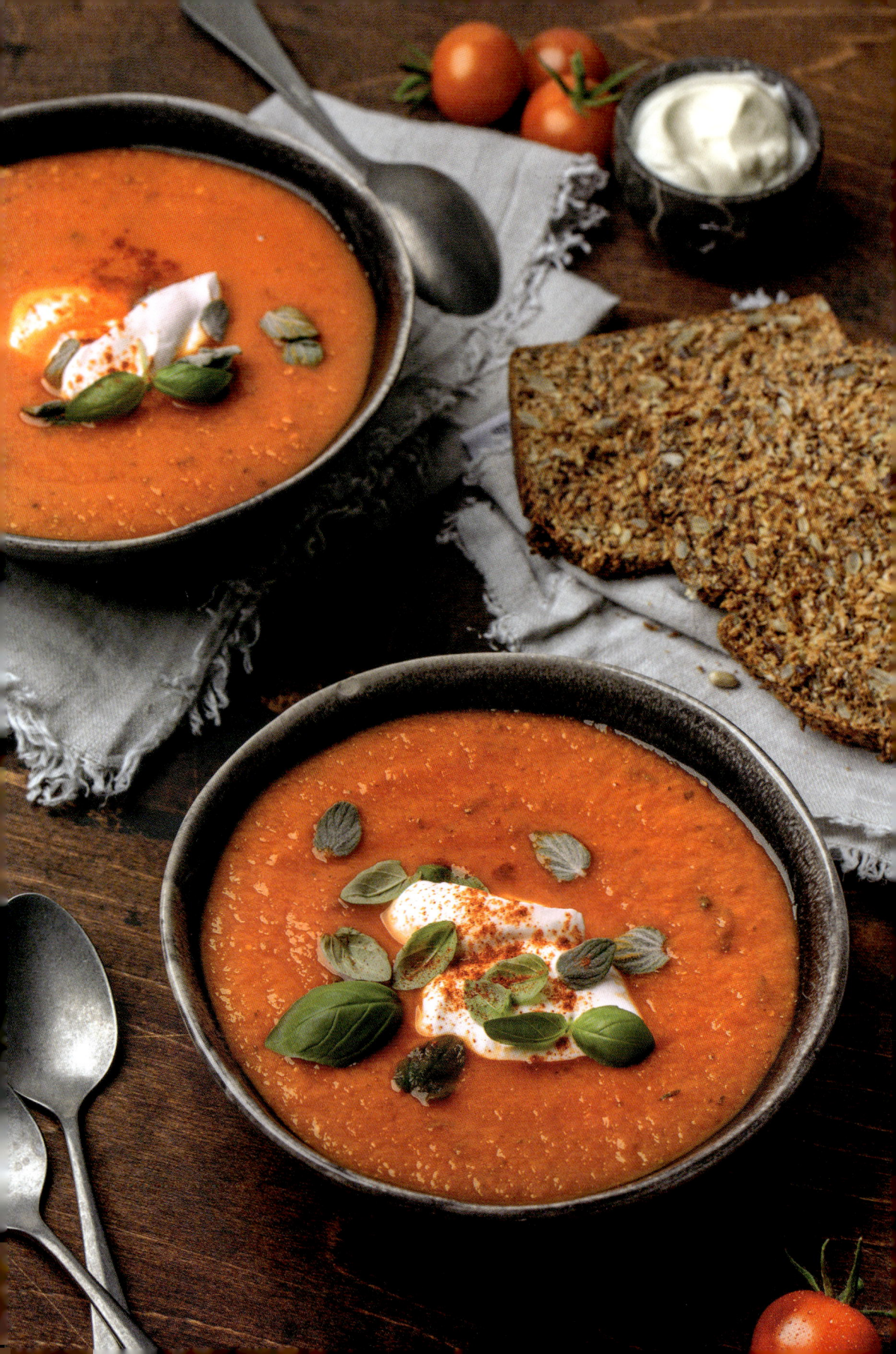

TOMATENSUPPE MIT SKYRHAUBE

Diese Tomatensuppe wärmt mit leichter Schärfe an kühlen Tagen besonders gut, ist wunderbar cremig und schmeckt herrlich würzig.

NÄHRWERTE PRO PORTION: 119 KCAL, 13,9 G KOHLENHYDRATE, 3,2 G FETT, 7,3 G EIWEISS
ZUBEREITUNGSZEIT: 40 MINUTEN • BACKZEIT: 30 MINUTEN

FÜR 4 PORTIONEN:

1 ½ kg Tomaten (Ochsenherz- und Rispentomaten nach Belieben gemischt)
200 g Zwiebel
2 Knoblauchzehen
1 EL Olivenöl zum Braten
10 g frischer Oregano (oder getrocknet ca. 1 TL)
1 gestr. EL Cayennepfeffer
1 EL Tomatenmark
250 ml Gemüsebrühe
frische Basilikumblätter zum Garnieren
100 g Skyr

1. Backofen auf 180 °C Ober-/Unterhitze vorheizen.

2. Tomaten waschen, halbieren, auf ein mit Backpapier belegtes Blech legen und 30 Minuten im Ofen garen.

3. Zwiebel und Knoblauch schälen. Zwiebel grob zerkleinern und in einem Topf mit dem Olivenöl anbraten. Den Knoblauch dazupressen und ebenfalls braten.

4. Die Tomaten aus dem Ofen nehmen, kurz abkühlen lassen und schälen. Bei größeren Tomaten den Strunk entfernen.

5. Die Tomaten zu der Zwiebel und dem Knoblauch in den Topf geben, etwas umrühren und zugedeckt 20 Minuten köcheln lassen.

6. Währenddessen Oregano waschen, trocken schütteln und hacken, nach 10 Minuten Garzeit mit dem Cayennepfeffer zu den Tomaten geben.

7. Dann die Tomaten mit dem Stabmixer pürieren, Tomatenmark einrühren und nach Belieben Gemüsebrühe zugeben, bis die gewünschte Konsistenz erreicht ist.

8. Basilikumblätter waschen und trocken schütteln.

9. Suppe auf Teller verteilen, mit einem Klecks Skyr und den Basilikumblättern garnieren.

MAISHUHN-TORTILLAS

Saftiges Hühnchen in hausgemachten Tortillas –
das perfekte Essen für eine gesellige Runde!

....

NÄHRWERTE PRO PORTION: 362 KCAL, 34,8 G KOHLENHYDRATE, 10 G FETT, 33,8 G EIWEISS
ZUBEREITUNGSZEIT: 45 MINUTEN

....

FÜR 4 PORTIONEN:

Für die Füllung:

400 g Maishähnchenbrust
3 EL Salz
1 Bio-Zitrone
3 Schalotten
1 TL Harissapulver
1 EL Paprikapulver, edelsüß
Öl zum Braten
100 g Champignons
Salz und Pfeffer
1 Handvoll Spinatblätter
1 EL Apfelessig
½ TL Erythrit
1 TL Olivenöl

Für den Teig:

200 g Weizenvollkornmehl
90 ml Wasser
1 TL Salz
1 EL Olivenöl und etwas Öl
    zum Ausrollen

Für die Avocado-Creme:

1 Avocado
100 g Skyr
Saft von ½ Limette
Salz und Pfeffer

1. Huhn in eine Schüssel mit lauwarmem Salzwasser einlegen. Zitrone waschen, in Scheiben schneiden und diese dazugeben. Fleisch mindestens 30 Minuten ziehen lassen.

2. Währenddessen in einer Schüssel die Zutaten für den Teig mit dem Handrührgerät gründlich verkneten. Wenn der Teig zu brüchig wird, einfach etwas Wasser hinzufügen.

3. Den Teig in 8 Portionen teilen und zu Kugeln formen, Nudelholz mit Olivenöl einreiben und die Kugeln ca. 1 mm dünn ausrollen.

4. Jede Tortilla in einer beschichteten Pfanne ohne Öl bei mittlerer Hitze von beiden Seiten jeweils 1–2 Minuten braten. Dann beiseite legen.

5. Schalotten schälen und in sehr dünne Scheiben schneiden. Dann in einer Schüssel mit Apfelessig, Erythrit und Olivenöl marinieren und beiseite stellen.

6. Das Wasser vom Huhn abgießen und Harissa und Paprika in das Fleisch einmassieren.

7. Dann das Fleisch in der Pfanne mit etwas Öl ganz durchbraten. Anschließend in Streifen schneiden.

8. Derweil die Champignons säubern, vierteln und zusammen mit etwas Öl etwa 5 Minuten in einer Pfanne bei mittlerer Hitze garen. Dabei immer wieder umrühren. Nach Geschmack salzen und pfeffern.

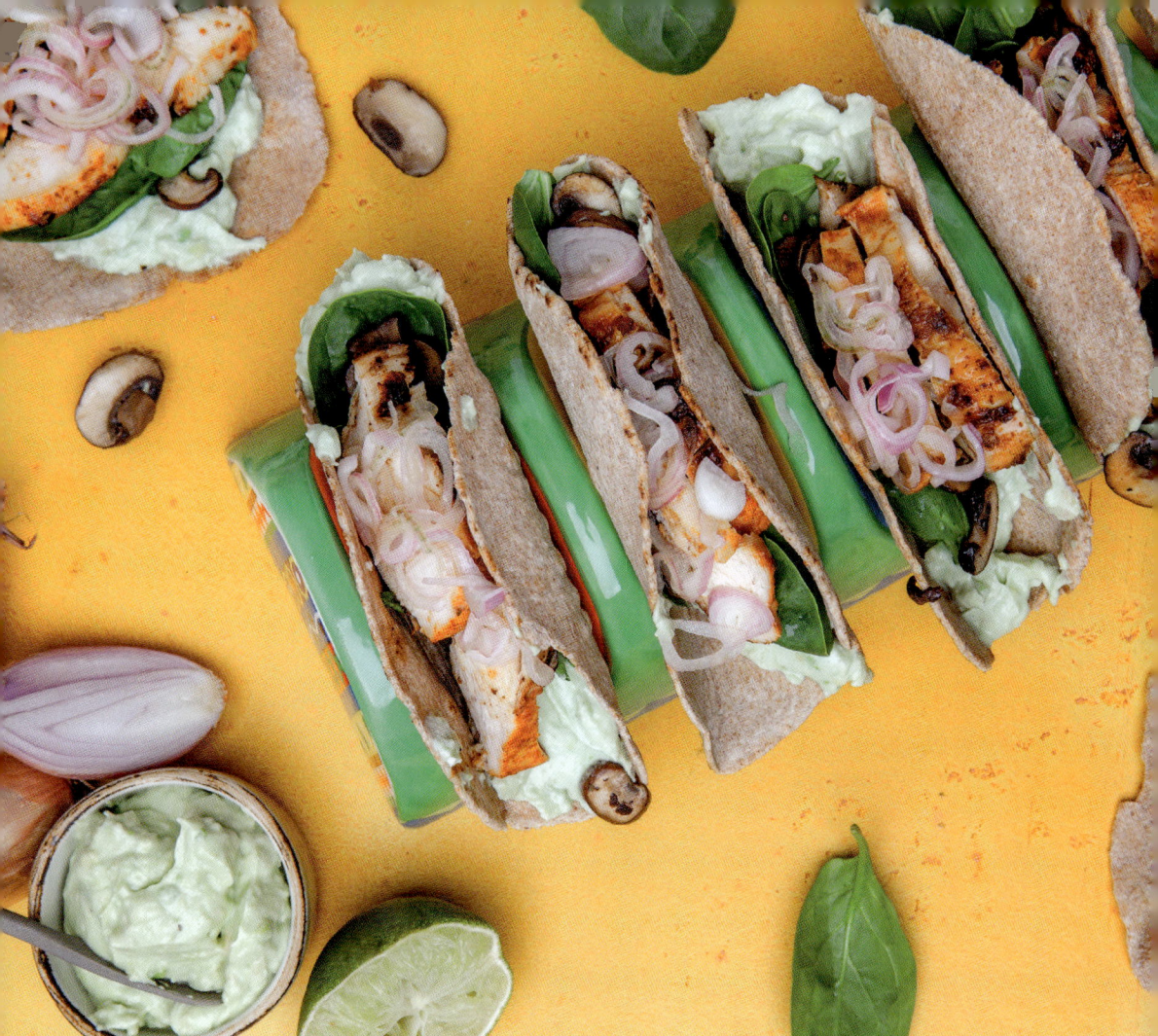

9. Den Spinat waschen und trocken schütteln.

10. Für die Avocado-Creme die Avocado halbieren, den Kern entfernen, das Fruchtfleisch mit einem Löffel aus der Schale heben und in einer Schüssel mit einer Gabel gut zerdrücken. Mit Skyr und Limettensaft verrühren und mit Salz und Pfeffer abschmecken.

11. Die Tortillas mit der Avocado-Creme bestreichen, dann mit Spinatblättern, Schalotten, Hühnerstreifen und Champignons belegen und etwas zusammenklappen.

RINDERFILETSPITZEN-WRAPS

Wir ummanteln unsere Filetspitzen mit Salatblättern statt mit Tortillas. Zusammen mit Paprika, Auberginen und Skyr ein Genuss! Auch wenn Butterschmalz eigentlich nicht zu den herkömmlichen Diät-Zutaten gehört, fällt diese geringe Menge kaum ins Gewicht und bringt zusätzlichen Geschmack.

NÄHRWERTE PRO PORTION: 228 KCAL, 5,5 G KOHLENHYDRATE, 9,3 G FETT, 29,4 G EIWEISS
ZUBEREITUNGSZEIT: 40 MINUTEN

FÜR 4 PORTIONEN:

Für die Wraps:

500 g Rinderfiletspitzen
grobes Meersalz
1 gelbe Paprikaschote
1 rote Paprikaschote
1 Aubergine
2 Zweige Thymian
2 Zweige Rosmarin
1 EL Olivenöl zum Braten
1 Schuss Balsamico-Essig
20 g Butterschmalz
4–8 große Blätter Kopfsalat

Für die Sauce:

1 Bio-Limette
1 Knoblauchzehe
250 g Skyr
Salz und weißer Pfeffer

1. Fleisch mit reichlich Salz einreiben und 20 Minuten ziehen lassen.

2. Währenddessen die Paprikaschoten putzen, waschen und in Streifen schneiden. Aubergine putzen, waschen und würfeln. Thymian und Rosmarin waschen und trocken schütteln.

3. Olivenöl in einer Pfanne erhitzen. Gemüse und 1 Zweig Thymian darin 5 Minuten braten, dann mit Balsamico-Essig ablöschen und weiter garen, bis das Gemüse weich ist.

4. In der Zwischenzeit den Backofen auf 100 °C Ober-/Unterhitze vorheizen.

   Das Fleisch in einer ofenfesten Pfanne mit dem Butterschmalz scharf und kurz von jeder Seite anbraten (ca. 1 Minute pro Seite). Dann Rosmarinzweige und den restlichen Thymianzweig dazugeben und das Fleisch immer wieder mit dem eigenen Saft aus der Pfanne übergießen. Das Fleisch insgesamt ca. 5–8 Minuten braten, bis die Kerntemperatur 45–50 °C beträgt.

5. Danach das Fleisch ca. 10 Minuten im Ofen ruhen lassen, bis die Kerntemperatur 55 °C (medium rare) erreicht hat. Das Fleisch aus dem Ofen holen und in ½–1 cm dicke Scheiben schneiden.

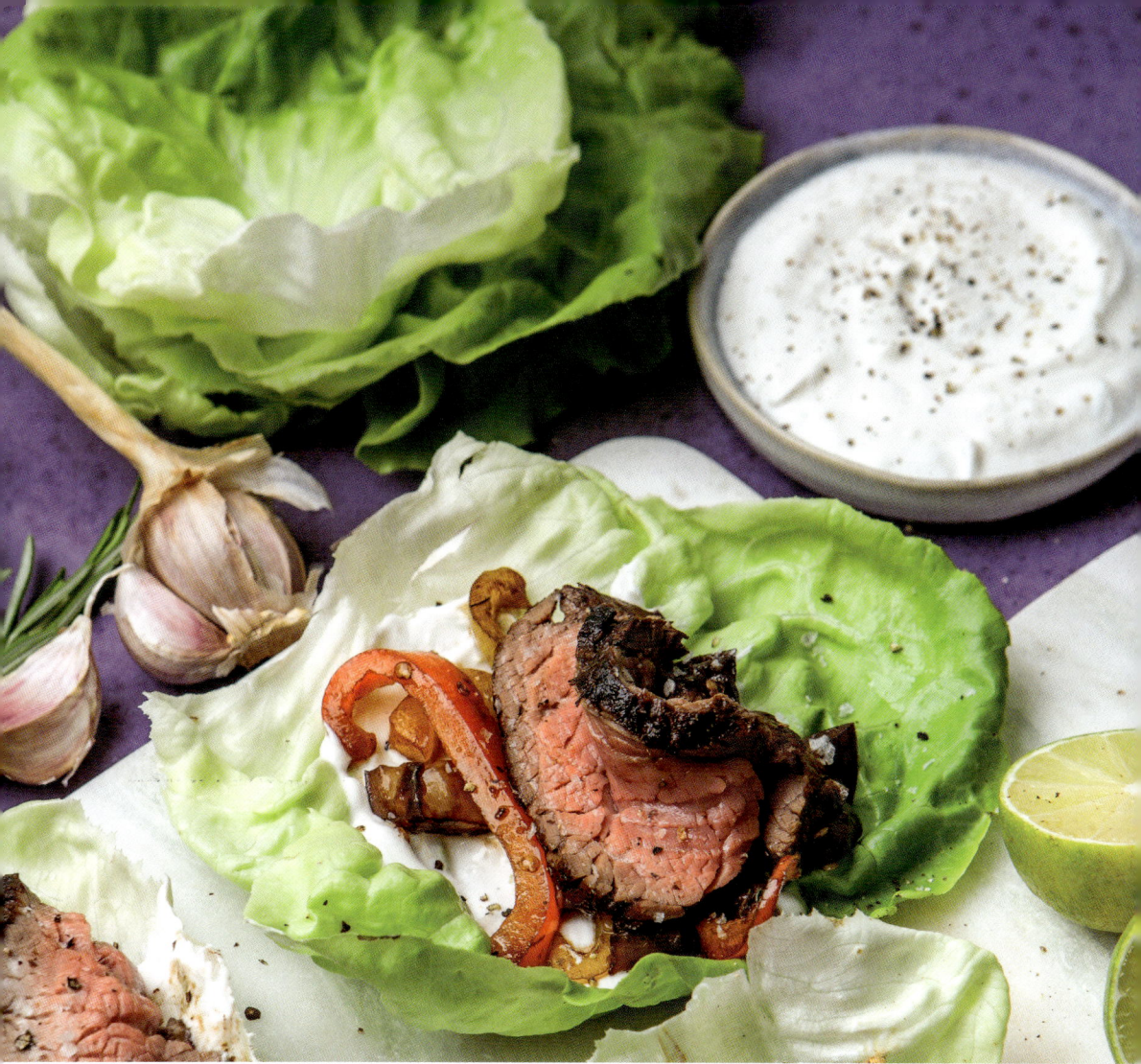

6. Für die Sauce die Limette waschen und mit Küchenpapier abtrocknen. Schale von ½ Limette abreiben
   und ½ Frucht auspressen. Den Knoblauch schälen
   und pressen. Alle Zutaten für die Sauce in einer
   Schüssel vermischen und mit Salz und Pfeffer
   abschmecken.

7. Jeweils 1–2 Salatblätter mit etwas Sauce bestreichen,
   dann mit Gemüse und Fleisch belegen. Je nach
   Geschmack noch einmal salzen und pfeffern.

SKYR-HUMMUS

Auch diese orientalische Spezialität darf auf unserem Speiseplan nicht fehlen. Wir haben das klassische Rezept etwas abgewandelt und eine leichtere Variante daraus gemacht.

NÄHRWERTE PRO PORTION: 88 KCAL, 2,9 G KOHLENHYDRATE, 6,3 G FETT, 4,1 G EIWEISS
ZUBEREITUNGSZEIT: 10 MINUTEN

FÜR 4 PORTIONEN:

200 g Kichererbsen aus der Dose
1 Knoblauchzehe
50 g Tahin
1 Prise gem. Kreuzkümmel
Saft von ½ Zitrone
200 g Skyr
3 EL Olivenöl
Salz und Pfeffer
Leinsamen-Cracker (siehe Seite 91) zum Servieren

1. Kichererbsen in ein Sieb abgießen, gut abspülen und abtropfen lassen.

2. Kichererbsen jeweils mit zwei Fingern leicht zusammendrücken, um die Schale zu lösen und zu entfernen.

3. Knoblauch schälen und grob zerkleinern.

4. Alle Zutaten (bis auf die Cracker) in den Mixer geben und zu einer cremigen Paste pürieren.

5. Hummus noch mal mit Salz und Pfeffer abschmecken und mit Leinsamen-Crackern servieren.

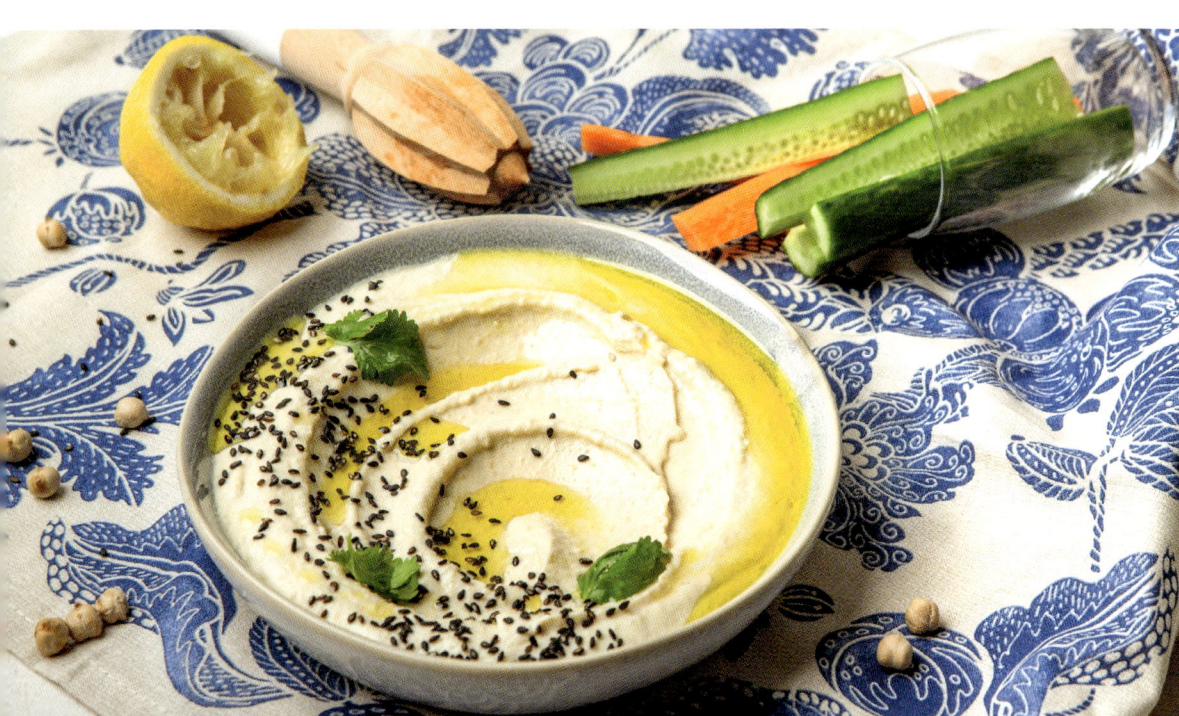

SNACKS

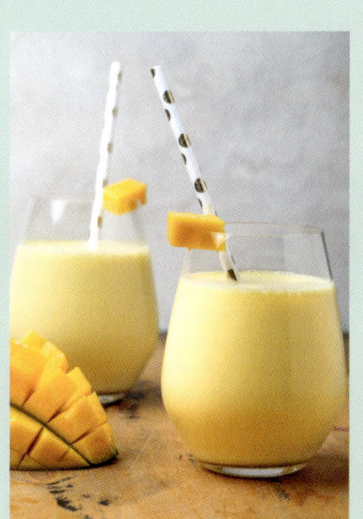

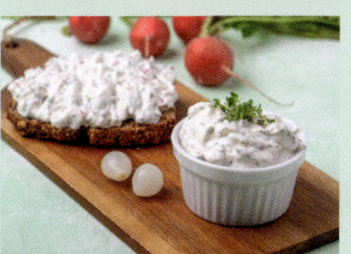

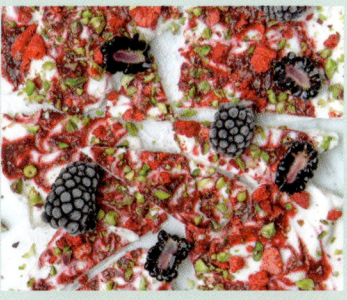

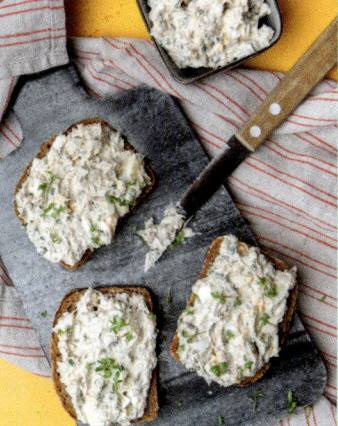

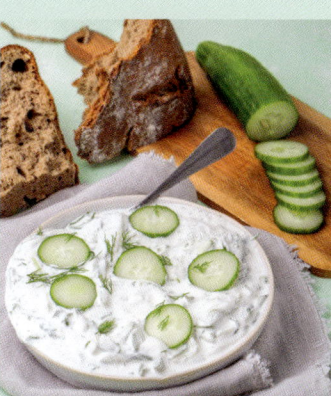

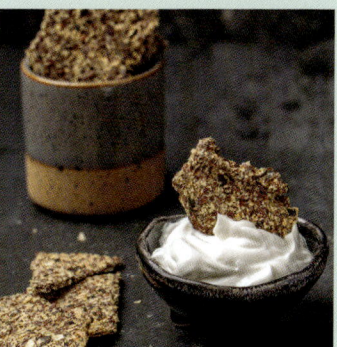

SKYR-MANGO-LASSI

Klassische Lassi-Getränke werden in Indien immer mit normalem Joghurt zubereitet, sie mildern so die Schärfe der Speisen. Das Skyr-Mango-Lassi hat ähnliche Eigenschaften, aber um einiges weniger Kalorien.

NÄHRWERTE PRO PORTION: 152 KCAL, 19,2 G KOHLENHYDRATE, 2,1 G FETT, 11,1 G EIWEISS
ZUBEREITUNGSZEIT: 5 MINUTEN

FÜR 2 GLÄSER:

250 g Mango
250 ml Mandeldrink
180 g Skyr
1 Prise gem. Kardamom

1. Die Mango schälen und das Fruchtfleisch vom Kern abschneiden.

2. Alle Zutaten im Mixer in ca. 2 Minuten cremig mixen, bis keine Stückchen mehr vorhanden sind.

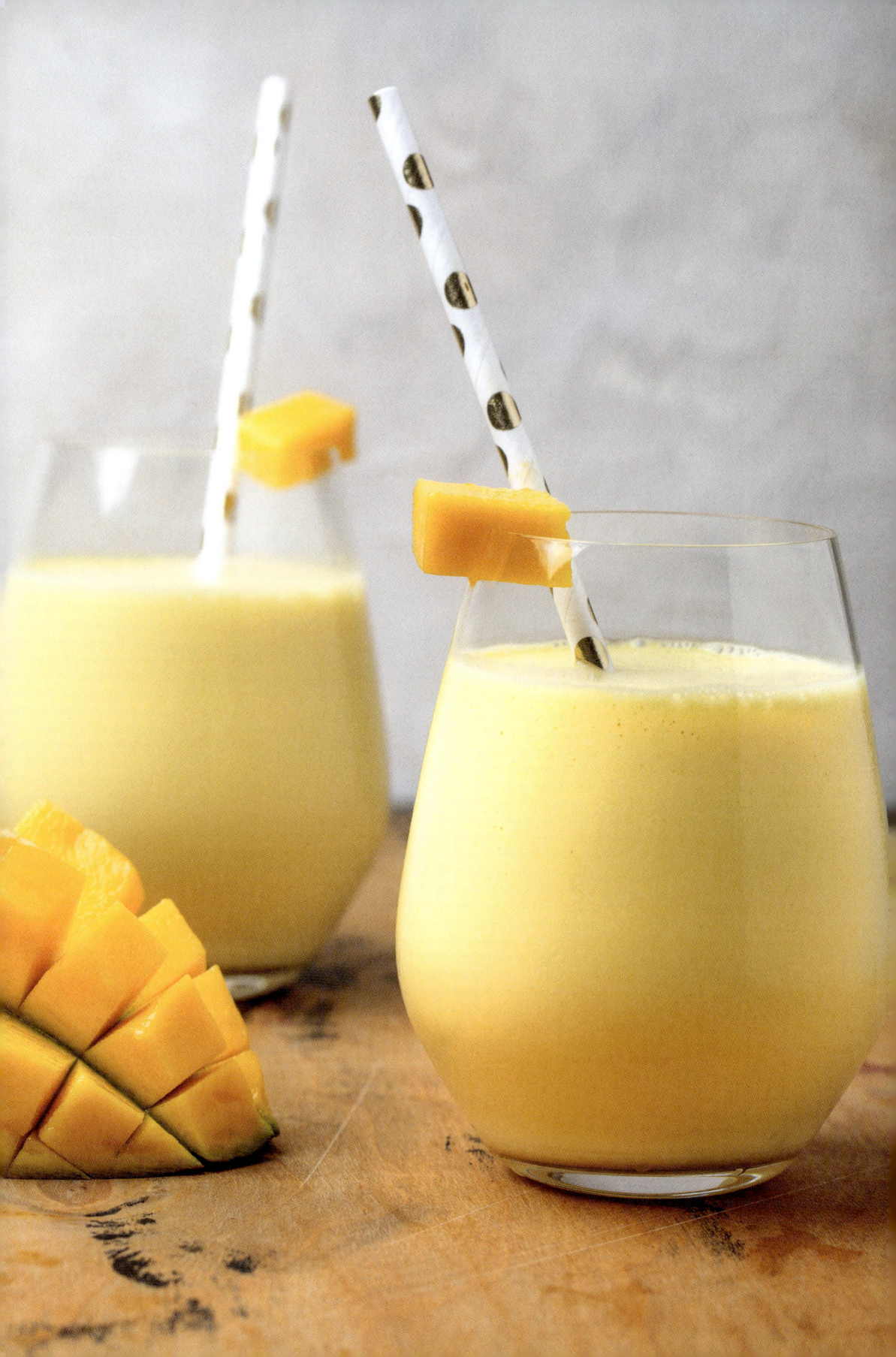

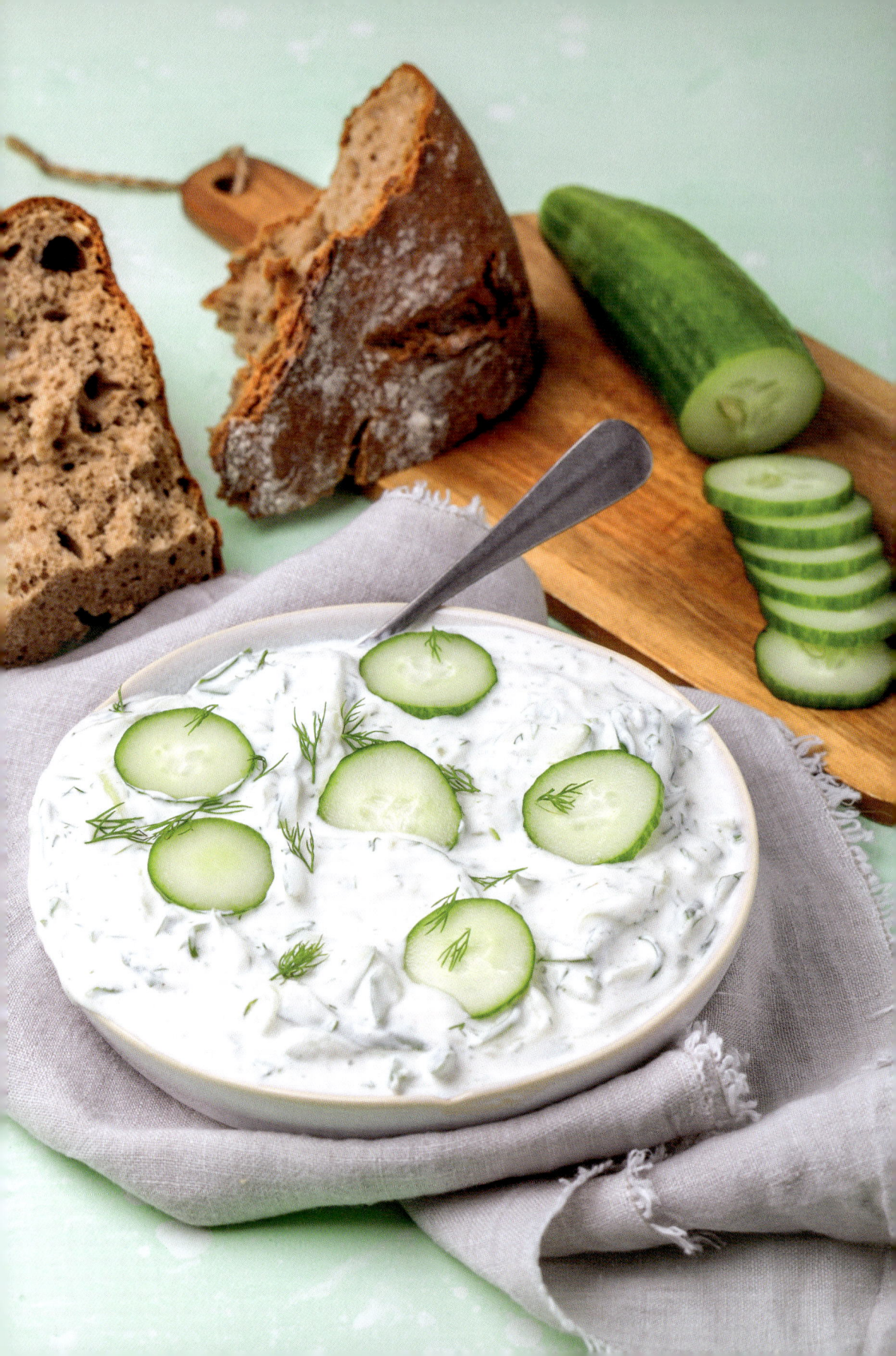

SKYRTZIKI

Gurken sind perfekt für jeden, der sich einen kalorienarmen, gesunden Snack gönnen möchte. Sie sind reich an Nährstoffen wie Kalium, Magnesium und B-Vitaminen. Und wenn man eine Gurke isst, verbrennt man mehr Kalorien, als man über sie zu sich nimmt. Also ran an die Gurken!

NÄHRWERTE PRO PORTION: 58 KCAL, 6,6 G KOHLENHYDRATE, 0,2 G FETT, 7,7 G EIWEISS
ZUBEREITUNGSZEIT: 15 MINUTEN

FÜR 4 PORTIONEN:
1 Gurke (ca. 420 g)
Salz nach Geschmack
1 Prise Erythrit
1 Stängel frischer Dill
1 Knoblauchzehe
250 g Skyr

1. Gurke waschen und halbieren. Die Kerne mit einem Löffel entfernen und das Fruchtfleisch in sehr dünne Streifen schneiden.

2. In einer Schüssel Gurkenstreifen mit Salz und Erythrit vermischen und mindestens 10 Minuten stehen lassen.

3. Währenddessen den Dill waschen, trocken schütteln und hacken. Den Knoblauch schälen und ebenfalls hacken. Beides in einer Schüssel gut mit dem Skyr verrühren.

4. Die Gurkenstreifen durch ein Sieb abgießen und leicht ausdrücken. Zur Skyr-Mischung geben und alles gut vermengen.

SKYR BARK

Skyr Bark ist ein einfacher Eis-Snack, den man ganz ohne Eismaschine herstellen kann. Die Zutaten, mit denen man ihn zum Servieren garniert, sind frei wählbar. Wichtig ist, dem Eis genug Zeit zum Einfrieren zu geben.

NÄHRWERTE PRO PORTION: 155 KCAL, 13,5 G KOHLENHYDRATE, 4,6 G FETT, 13,3 G EIWEISS
ZUBEREITUNGSZEIT: 15 MINUTEN • GEFRIERZEIT: 4–5 STUNDEN

FÜR 4 PORTIONEN:

150 g Brombeeren
2 EL Erythrit
30 g ungesalzene
    Pistazienkerne
400 g Skyr
40 g Honig

1. Brombeeren waschen, entstielen und zusammen mit dem Erythrit in einem Topf erhitzen. Einkochen lassen, dann mit dem Stabmixer pürieren und abkühlen lassen.

2. Die Pistazien klein hacken.

3. Skyr in einer Schüssel mit dem Honig verrühren und in eine mit Backpapier ausgelegte Form (26 x 20 cm) füllen (ca. 1–2 cm hoch).

4. Dias Brombeerpüree in feinen Bahnen über den Skyr löffeln und mit einem dünnen Holzstäbchen Muster hineinzeichnen. Die gehackten Pistazien darüber-streuen.

5. Die Masse 4–5 Stunden in den Tiefkühler geben. Dann einfach in Stücke brechen und sofort genießen.

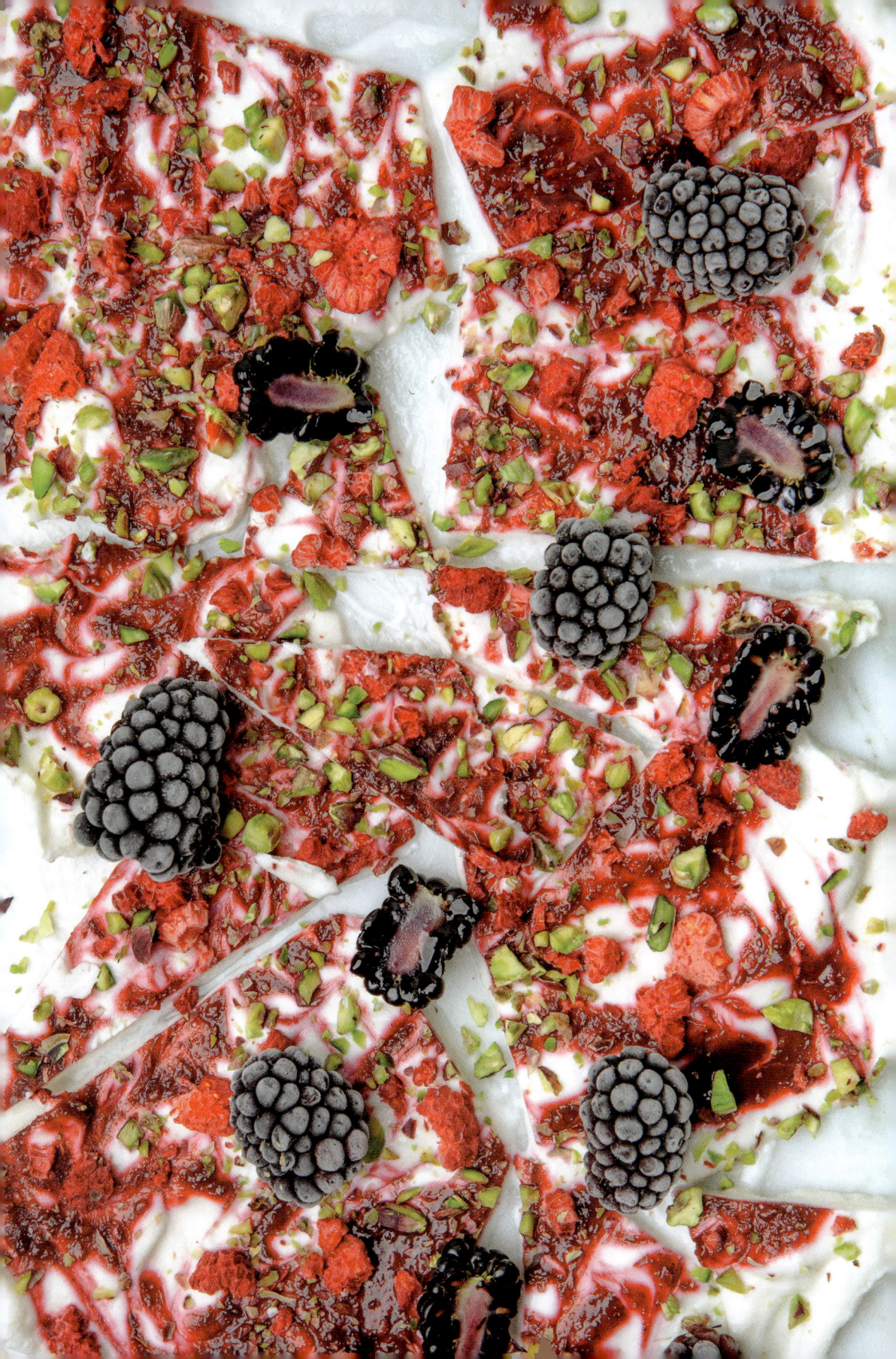

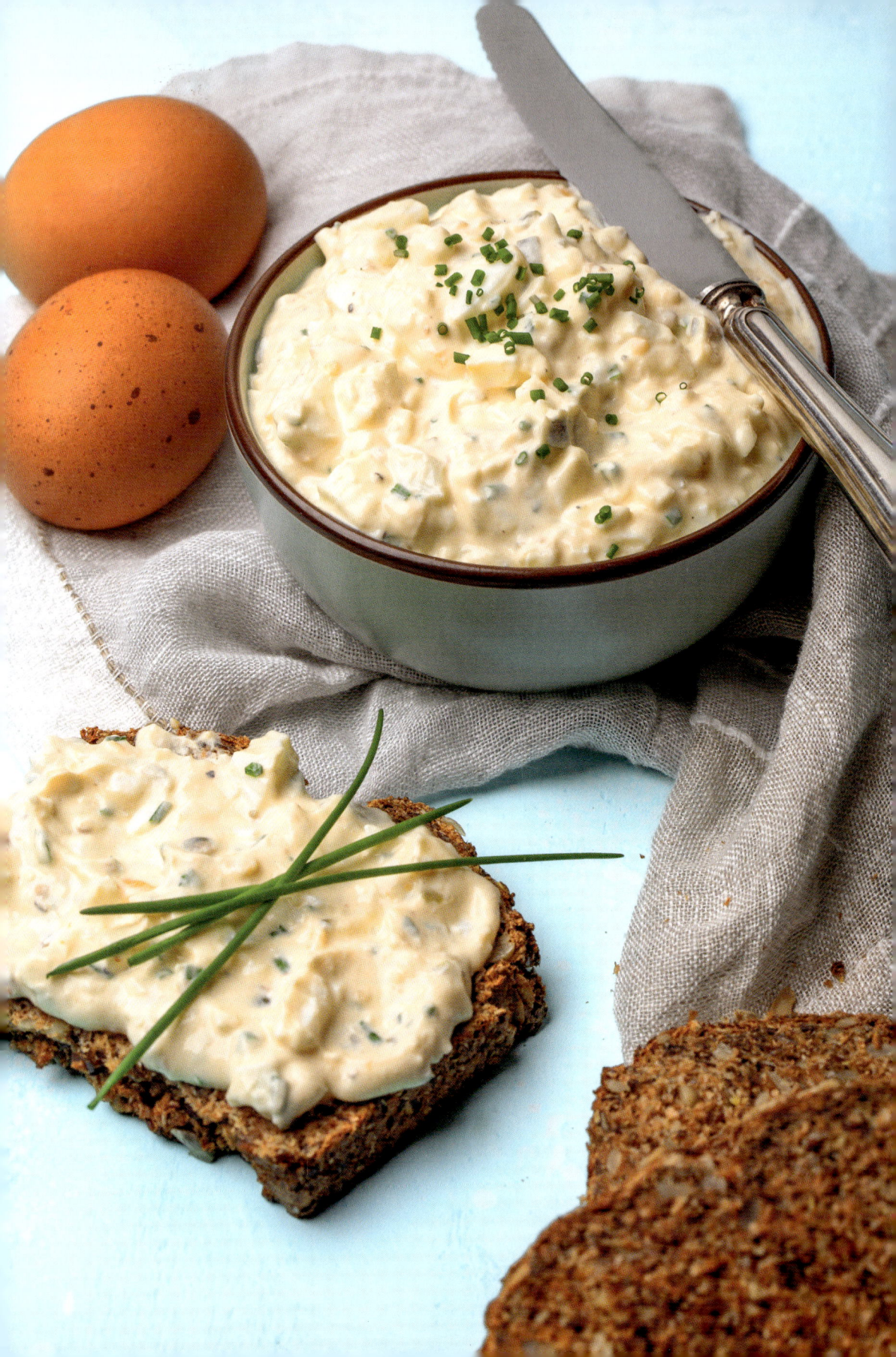

EI-AUFSTRICH

Mit Skyr lassen sich ganz einfach leckere Aufstriche kreieren, die zum Frühstück, zum Abendessen und als Snack für zwischendurch passen.

NÄHRWERTE PRO PORTION: 56 KCAL, 1,3 G KOHLENHYDRATE, 2,9 G FETT, 5,8 G EIWEISS
ZUBEREITUNGSZEIT: 15 MINUTEN

FÜR 10 PORTIONEN:

4 Eier
20 g Kapern
2 EL Schnittlauchröllchen
220 g Skyr
1 EL Estragon-Senf
  (ca. 15 g)
Salz und Pfeffer

1. Die Eier in einem Topf mit Wasser 10 Minuten kochen, dann mit kaltem Wasser abschrecken und schälen. Eier halbieren.

2. Dotter vom Eiweiß trennen und zerdrücken.

3. Kapern fein hacken und in einer Schüssel mit Schnittlauch, Skyr und Senf mischen. Mit Salz und Pfeffer abschmecken.

4. Jetzt die zerdrückten Dotter unterrühren, bis eine cremige, gelbe Masse entsteht.

5. Das Eiweiß klein würfeln und ebenfalls unterheben.

SARDINEN-AUFSTRICH

Sardinen aus der Dose sind perfekt für einen schnellen und
sättigenden Imbiss, der reich an Omega-3-Fettsäuren ist.

....

NÄHRWERTE PRO PORTION: 110 KCAL, 1,3 G KOHLENHYDRATE, 8,4 G FETT, 7,5 G EIWEISS
ZUBEREITUNGSZEIT: 10 MINUTEN

....

FÜR 10 PORTIONEN:

100 g Ölsardinen
  aus der Dose
2 gekochte Eier
1 EL Schnittlauchröllchen
100 g Skyr
Salz und Pfeffer
1 Spritzer Zitronensaft
Kresse zum Garnieren

1. Die Ölsardinen aus der Dose heben, etwas abtropfen lassen und in einer Schüssel mit einer Gabel ein wenig zerdrücken und zerkleinern.

2. Die geschälten Eier in kleine Stücke schneiden und zu den Sardinen geben.

3. Schnittlauch und Skyr dazugeben und gut untermischen.

4. Aufstrich mit Salz, Pfeffer und Zitronensaft abschmecken und mit Kresse garnieren.

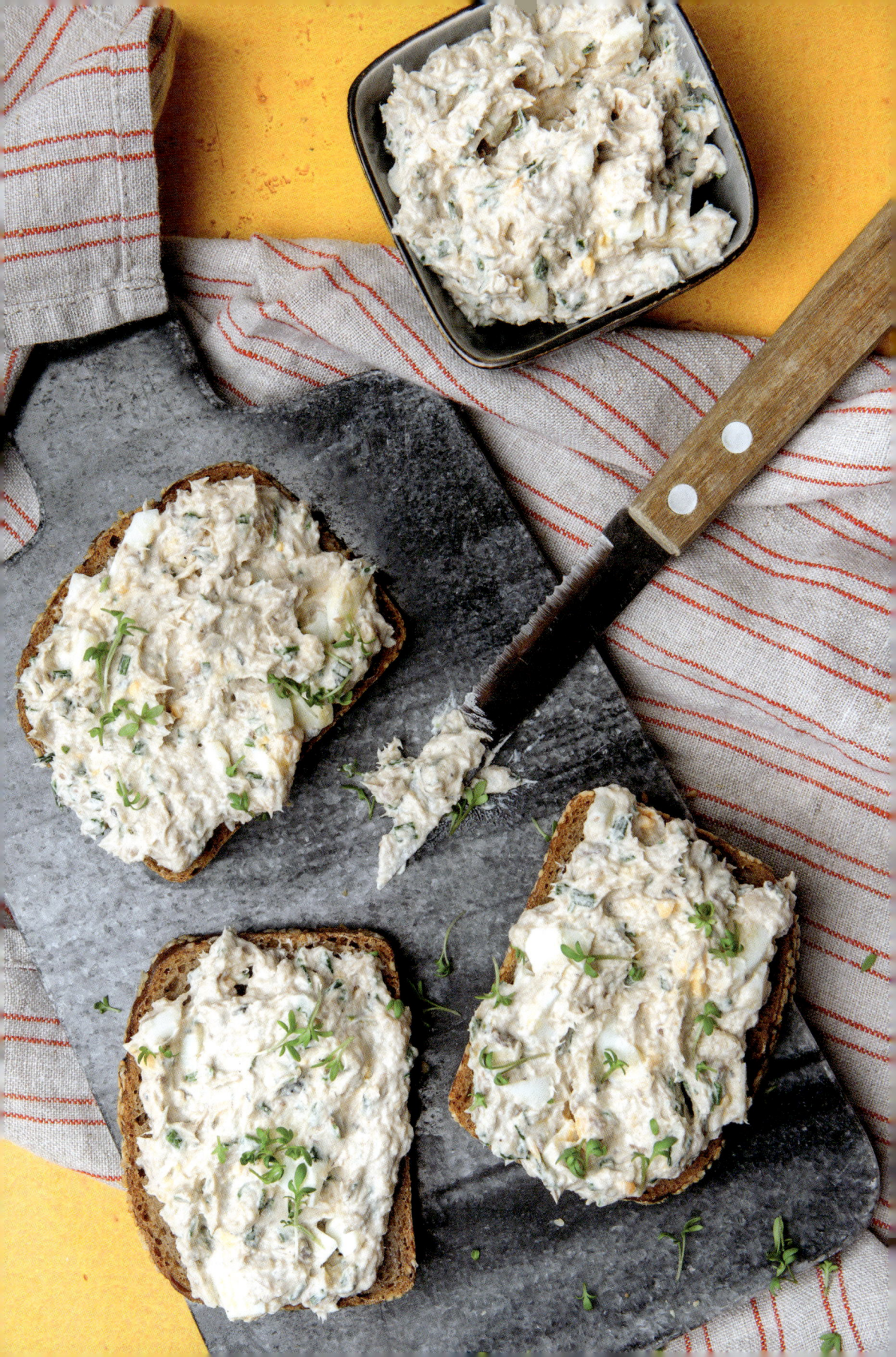

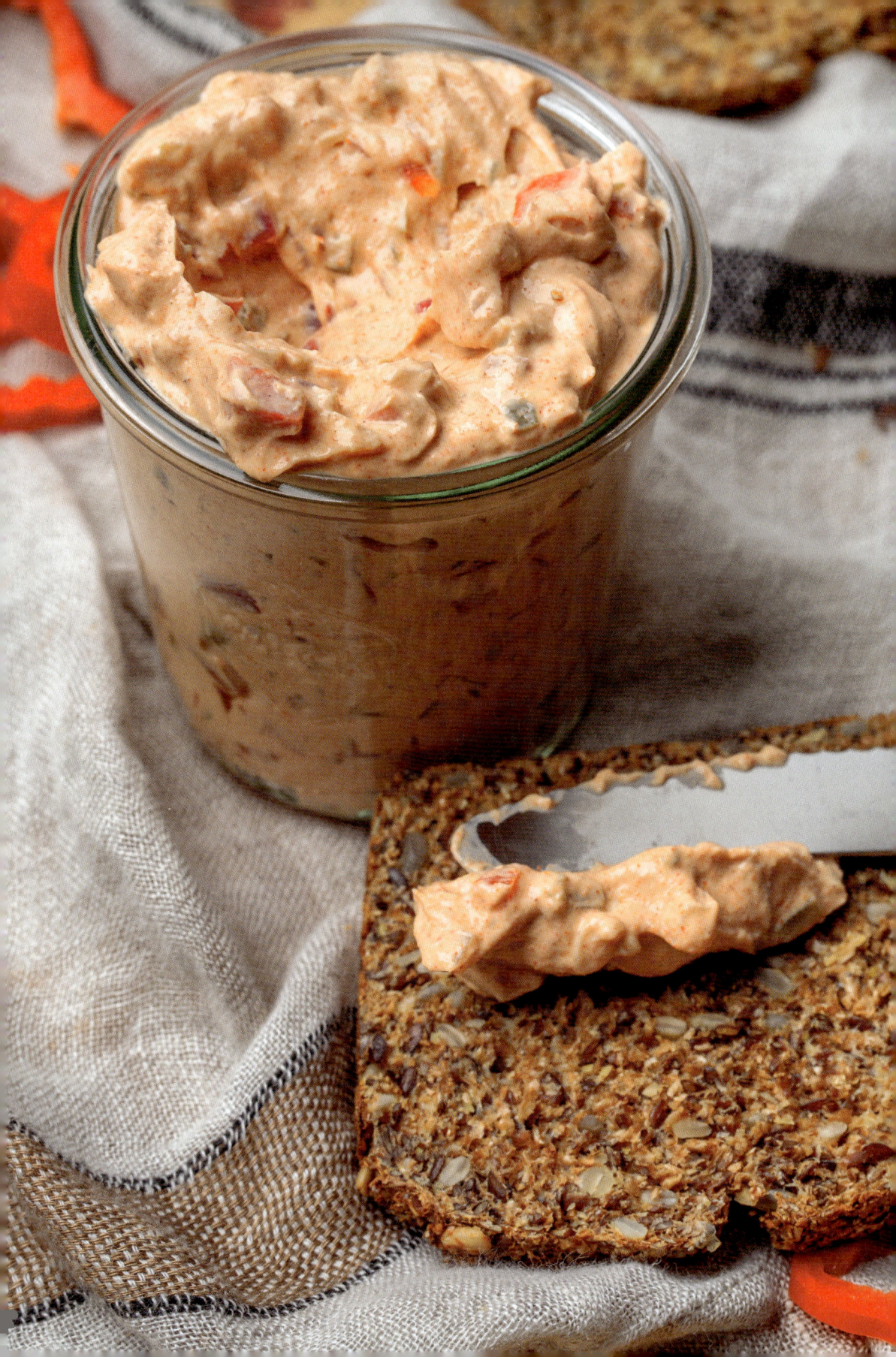

PAPRIKA-SKYR-AUFSTRICH

Dieser Paprika-Skyr-Aufstrich ist eine abgewandelte Version des klassischen Liptauers, den man aus der österreichischen Küche kennt. Statt einer Kalorienbombe eine Geschmacksexplosion!

NÄHRWERTE PRO PORTION: 19 KCAL, 1,4 G KOHLENHYDRATE, 0,2 G FETT, 2,7 G EIWEISS
ZUBEREITUNGSZEIT: 10 MINUTEN

FÜR 10 PORTIONEN:
75 g Paprikaschote
25 g eingelegte
  Silberzwiebeln
30 g Essiggurken
225 g Skyr
1 EL Estragon-Senf (ca. 15 g)
1 EL Paprikapulver, edelsüß
Chilipulver nach Belieben
Salz und Pfeffer

1. Paprika waschen, putzen und klein würfeln. Silberzwiebeln und Essiggurken ebenfalls klein würfeln.

2. Alle Zutaten in einer Schüssel miteinander vermischen und abschmecken.

EIWEISSBROT

Eiweißreiches Brot ist ein toller alltäglicher Begleiter, da das Sättigungsgefühl, das durch Eiweiß erzielt wird, größer ist als bei Kohlenhydraten. Belegt mit Gemüse oder mit einem köstlichen Aufstrich ist es ein schmackhafter Ersatz für herkömmliches Weizenbrot.

NÄHRWERTE PRO SCHEIBE: 211 KCAL, 5,1 G KOHLENHYDRATE, 12,1 G FETT, 15,2 G EIWEISS
ZUBEREITUNGSZEIT: 5 MINUTEN • RUHEZEIT: 30 MINUTEN • BACKZEIT: 1 STUNDE

FÜR 1 BROT:

130 g Weizenkleie
160 g Leinsamen
75 g Sonnenblumenkerne
1 TL Salz
1 Päckchen Backpulver
20 g Flohsamenschalen
4 Eier
2 TL Kümmel
400 g Skyr

1. Alle Zutaten in eine Schüssel geben und mit dem Handrührgerät gut durchkneten.

2. Teig in eine mit Backpapier ausgelegte Kastenform (30 cm lang) füllen und 30 Minuten ruhen lassen.

3. Währenddessen den Backofen auf 180 °C Ober-/ Unterhitze vorheizen.

4. Das Brot im Ofen 10 Minuten backen. Herausnehmen und mit einem Messer längs ca. 1 cm tief an der Oberseite des Brotes einschneiden.

5. Das Brot weitere 50 Minuten im Ofen backen.

6. Danach aus dem Ofen nehmen, Brot auskühlen lassen und aus der Form heben, dann in Scheiben schneiden.

INFO: Wer möchte, kann die Brotscheiben auch noch im Toaster aufbacken.

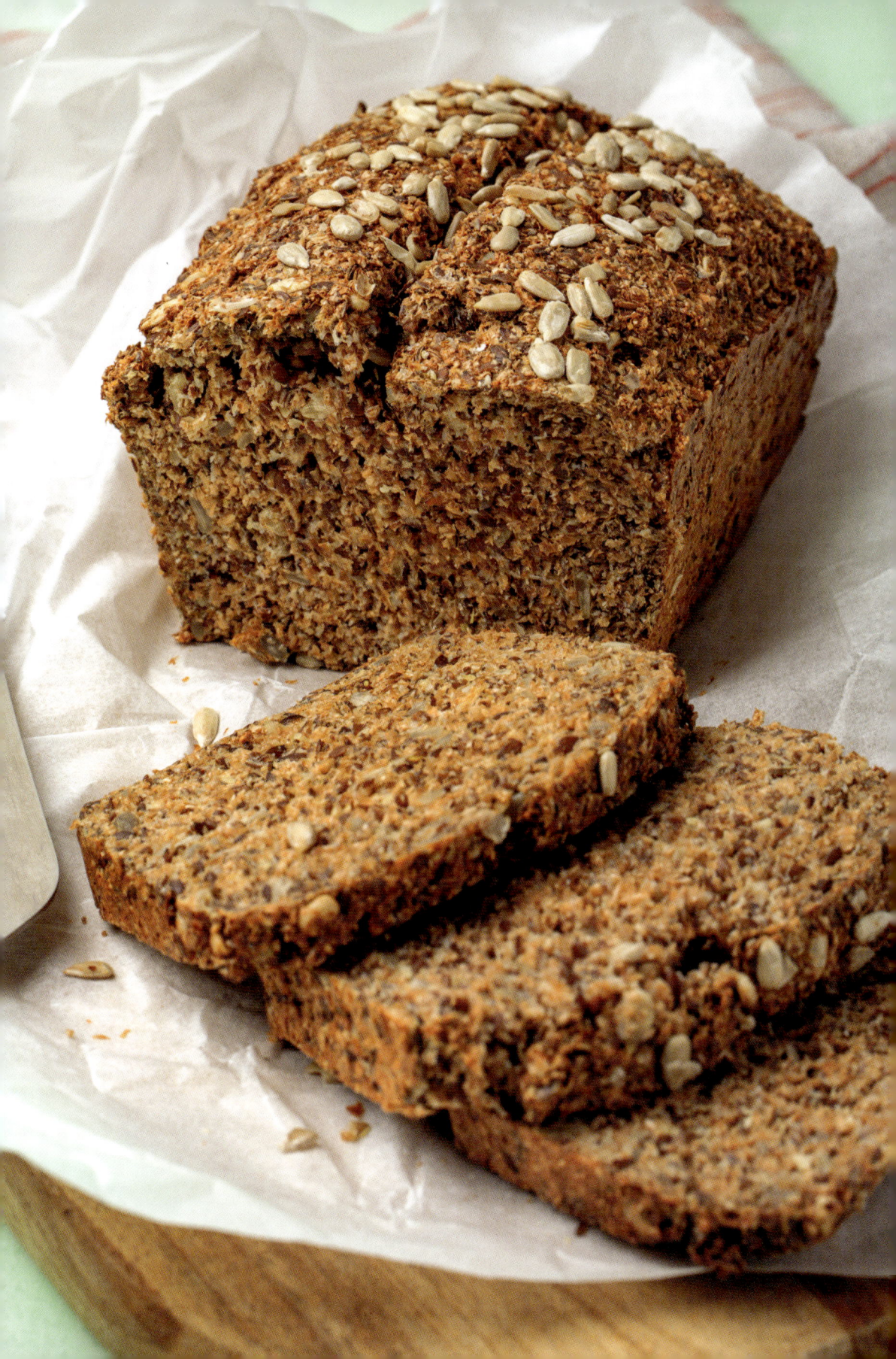

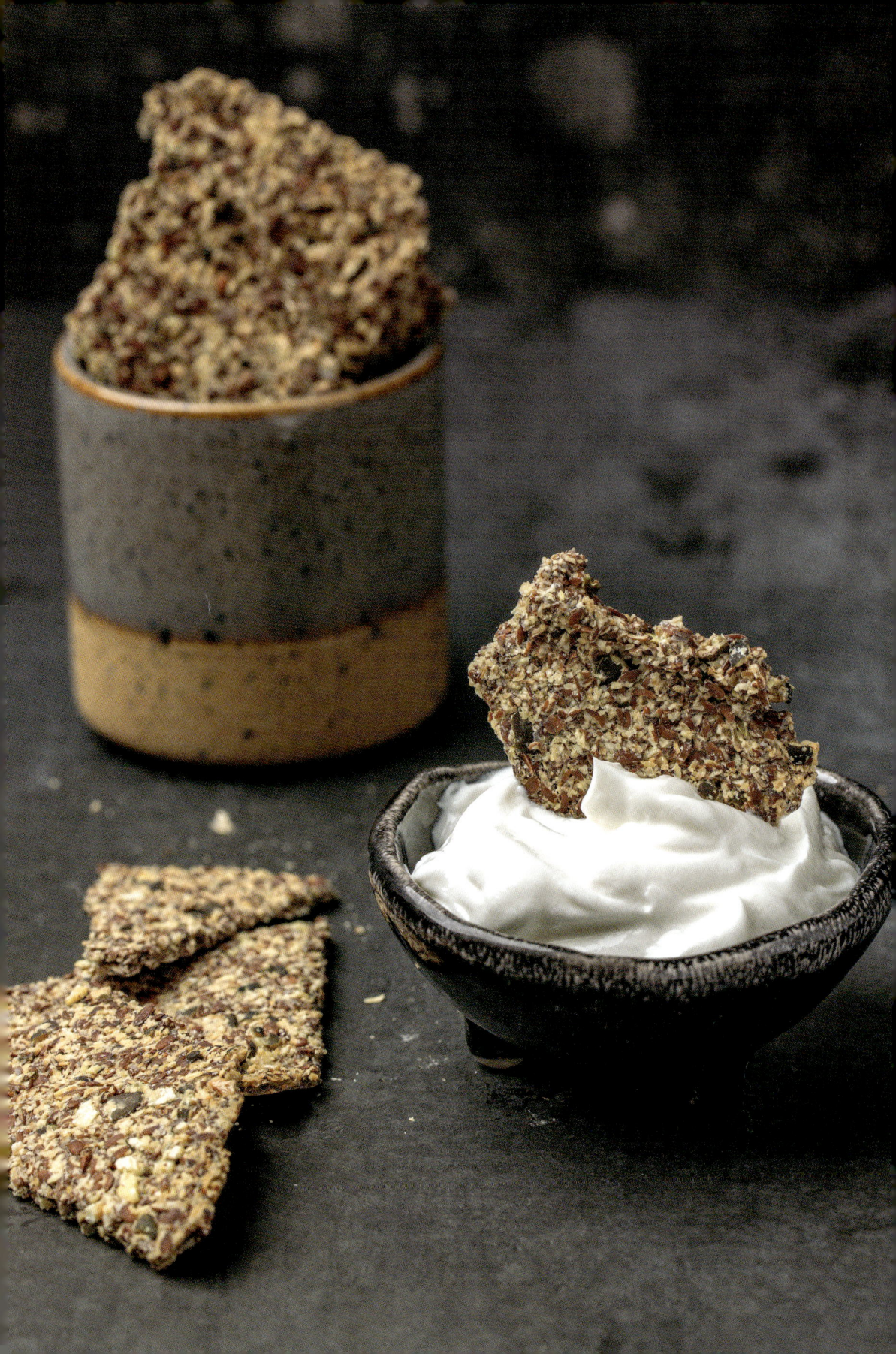

LEINSAMEN-CRACKER

Von diesen Crackern kann man nicht genug bekommen. Sie sind kinderleicht und schnell zubereitet. Man kann sie mit allerlei Aufstrichen kombinieren oder einfach direkt in Skyr dippen.

NÄHRWERTE PRO PORTION: 191 KCAL, 8,7 G KOHLENHYDRATE, 10,9 G FETT, 10,1 G EIWEISS
ZUBEREITUNGSZEIT: 10 MINUTEN • BACKZEIT: 30 MINUTEN

FÜR 4 PORTIONEN:

Für die Cracker:

50 g geschrotete Leinsamen
50 g Hafermehl
25 g Kürbiskerne, klein gehackt
25 g Leinsamen
100 ml Wasser

Für den Dip:

100 g Skyr
Salz und Pfeffer

1. Den Backofen auf 180 °C Umluft vorheizen.

2. Die Zutaten für die Cracker in einer Schüssel verrühren und etwas stehen lassen.

3. Ein Blech mit Backpapier auslegen und den Teig mit einem Löffel etwa 2 mm dünn daraufstreichen. (Löffel dabei anfeuchten, damit der Teig nicht kleben bleibt.)

4. Teig 30 Minuten im Ofen backen.

5. Die Cracker entweder noch heiß schneiden oder abkühlen lassen und brechen.

6. Für den Dip den Skyr in einer Schüssel verrühren und mit Salz und Pfeffer würzen. Zu den Crackern servieren.

FRÜHLINGSAUFSTRICH

Die leichte Schärfe der Radieschen und der Kresse harmoniert ideal mit der Süße der Silberzwiebeln. Der Aufstrich passt perfekt zum Eiweißbrot (siehe Seite 88).

NÄHRWERTE PRO PORTION: 18 KCAL, 1,3 G KOHLENHYDRATE, 0,1 G FETT, 2,6 G EIWEISS
ZUBEREITUNGSZEIT: 8 MINUTEN

FÜR 10 PORTIONEN:
- 3 Radieschen (ca. 60 g)
- 30 g eingelegte Silberzwiebeln
- 2 EL Schnittlauchröllchen
- 225 g Skyr
- 1 Handvoll Kresse
- 10 g Estragon-Senf
- 1 Schuss Apfelessig
- Salz und Pfeffer

1. Radieschen putzen, waschen und hacken. Silberzwiebeln ebenfalls hacken.

2. Alle Zutaten in einer Schüssel gut miteinander vermischen und abschmecken.

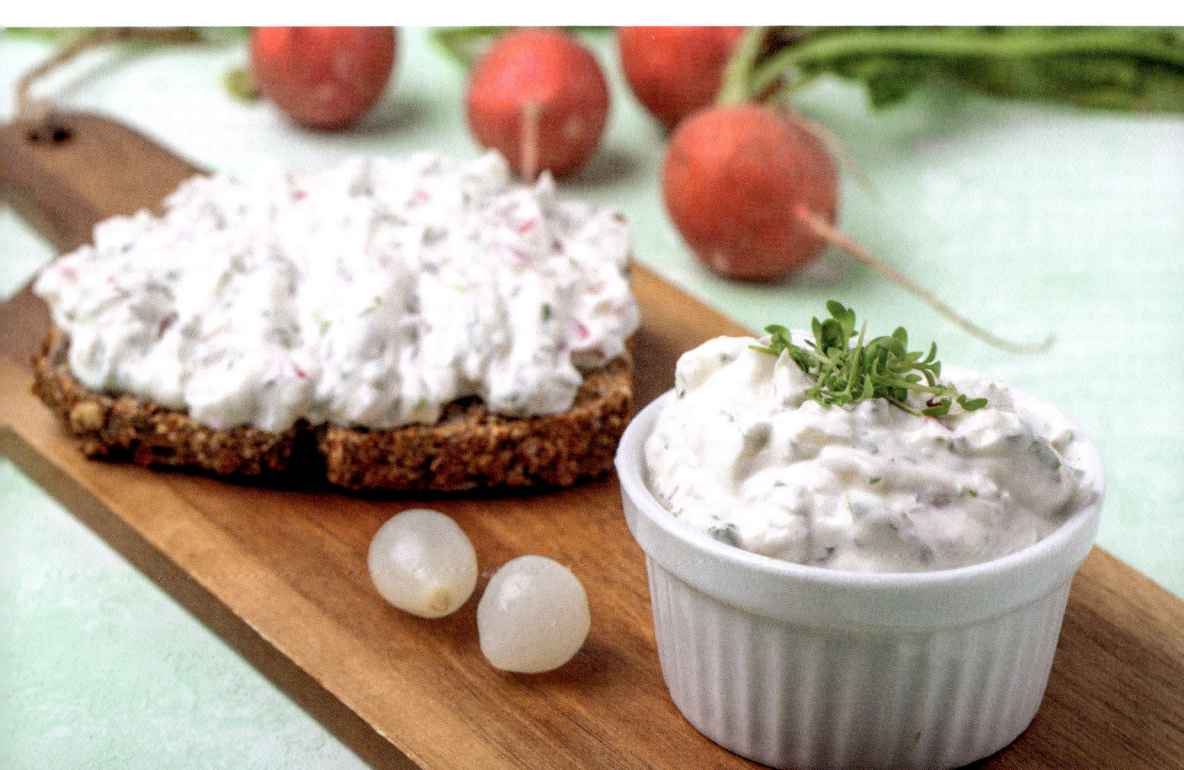

SÜSSES

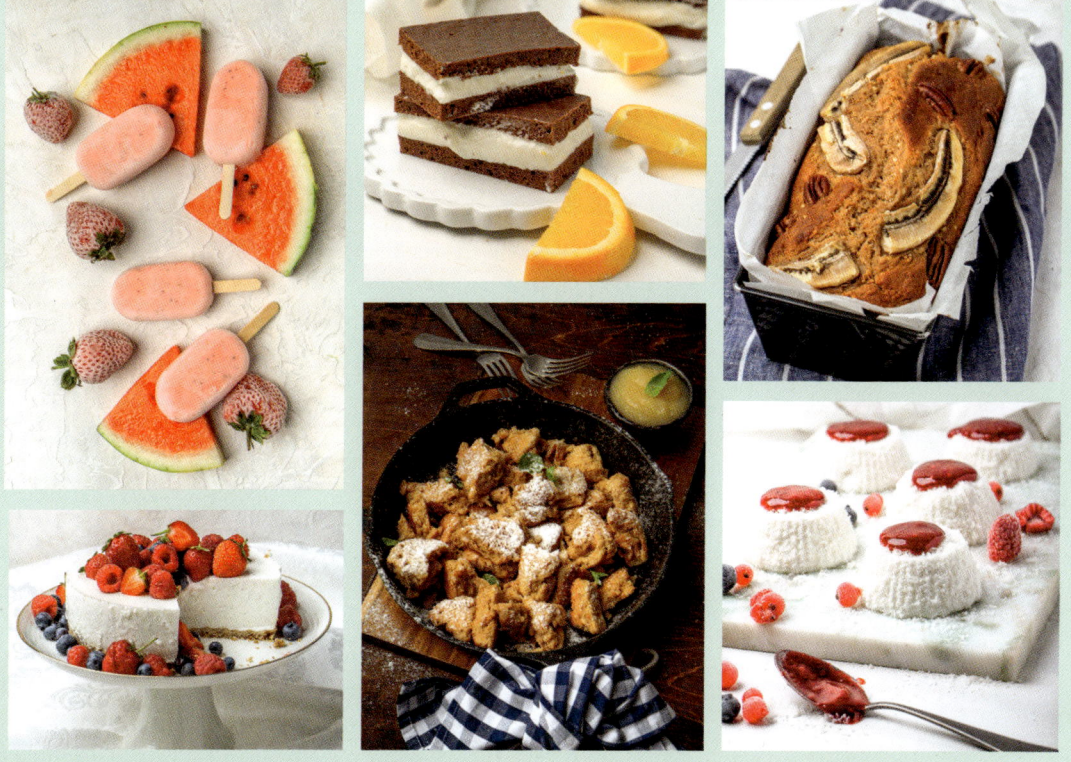

WASSERMELONEN-ERDBEER-EIS

Je nach Lust und Laune kann dieses Rezept auch als Smoothie
getrunken werden. Passt perfekt zu heißen Sommertagen.

....

NÄHRWERTE PRO PORTION: 77 KCAL, 9,6 G KOHELNHYDRATE, 0,4 G FETT, 8,9 G EIWEISS
ZUBEREITUNGSZEIT: 5 MINUTEN • GEFRIERZEIT: 4 STUNDEN

....

FÜR 4 PORTIONEN:

130 g Erdbeeren
240 g Wassermelone
300 g Skyr

1. Die Erdbeeren waschen und entstielen. Die Wassermelone schälen, Kerne entfernen und Fruchtfleisch
   in Stücke schneiden.

2. Alle Zutaten im Mixer fein pürieren und die Masse in
   Eisformen füllen.

3. Die Formen in die Gefriertruhe stellen und das Eis
   4 Stunden durchfrieren lassen, dann servieren.

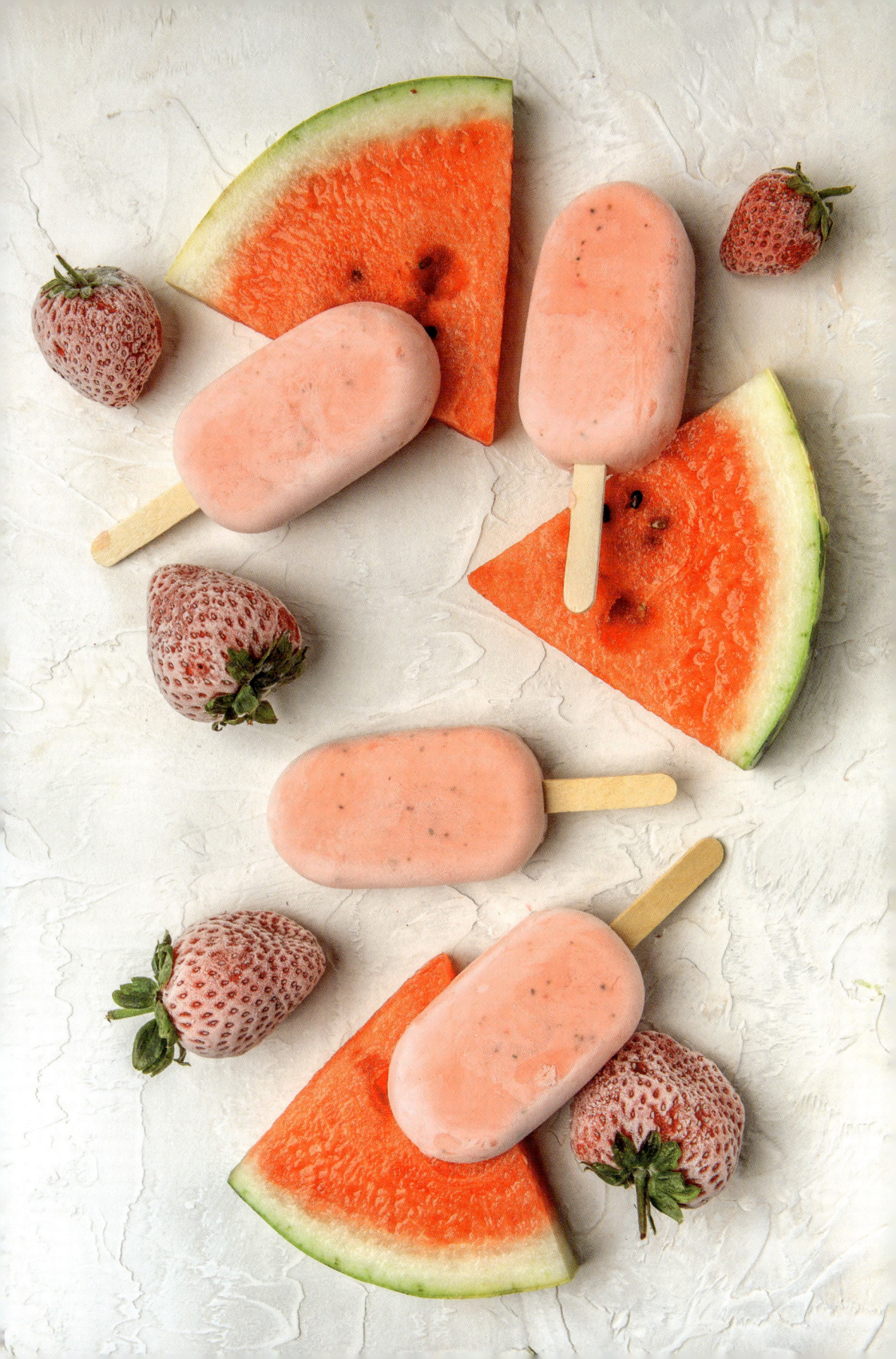

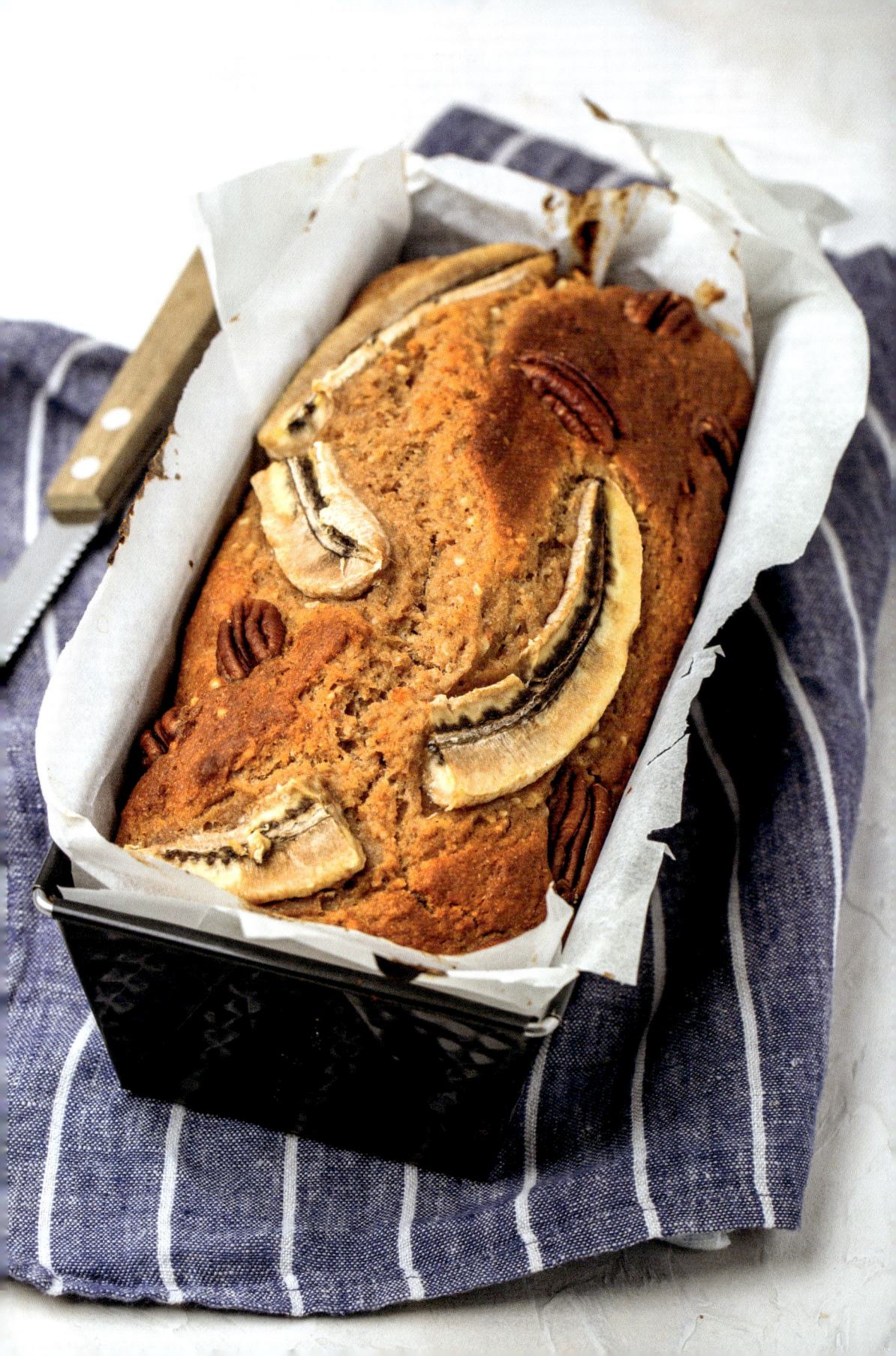

BANANENBROT

Bananenbrot ist nicht nur etwas für Backprofis.
Es ist so einfach zuzubereiten, dass es wirklich jedem gelingt.
Ein weiteres Plus: Es ist besonders nahrhaft und sättigend.

NÄHRWERTE PRO PORTION: 245 KCAL, 21,1 G KOHLENHYDRATE, 13,2 G FETT, 8,1 G EIWEISS
ZUBEREITUNGSZEIT: 5 MINUTEN • BACKZEIT: 45−60 MINUTEN

FÜR 1 BROT:

3 Bananen
50 ml Olivenöl
150 g Skyr
50 g Apfelmus
2 Eier
250 g Weizenvollkornmehl
50 g gem. Mandeln
½ TL gem. Nelken
½ TL gem. Ingwer
½ TL Zimt
150 g Erythrit
½ Päckchen Backpulver
50 g gehackte Pekan-
  nusskerne

1. Den Backofen auf 170 °C Umluft vorheizen.

2. Die Bananen schälen und 2 davon in einer Schüssel mit einer Gabel zu einem Brei zerdrücken.

3. Die feuchten Zutaten dazugeben und mit dem Handrührgerät gut vermischen. Danach die trockenen Zutaten dazugeben und alles zu einem Teig verrühren.

4. Eine Kastenform (25 cm lang) mit Backpapier auslegen und den Teig hineinfüllen. Die restliche Banane halbieren und oben auf den Teig legen.

5. Das Brot 45−60 Minuten im Ofen backen. Die Backzeit je nach gewünschtem Bräunungsgrad variieren.

SKYR-KUCHEN MIT BEEREN

Dieser Kuchen ist eine leichte Leckerei mit vielen gesunden Beeren und einer sommerlich frischen Zitronennote. Der perfekte Genuss für einen Kaffee-und-Kuchen-Nachmittag mit Freundinnen.

NÄHRWERTE PRO PORTION: 243 KCAL, 29,2 G KOHLENHYDRATE, 8,1 G FETT, 16,8 G EIWEISS
ZUBEREITUNGSZEIT: 30 MINUTEN • KÜHLZEIT: 3 STUNDEN

FÜR 8 PORTIONEN:

Für den Teig:

50 g Haferflocken
25 g Mandeln
2 entkernte Datteln
½ Apfel
30 g Kokosöl
1 Prise Zimt
30 ml Wasser

Für den Belag:

1 Vanilleschote
1 Bio-Zitrone
800 g Skyr
100 g Birkenzucker
4 Blätter Gelatine
1 Handvoll Heidelbeeren
1 Handvoll Himbeeren
1 Handvoll Erdbeeren

1. Haferflocken, Mandeln und Datteln hacken. Apfel schälen, Kerngehäuse entfernen und Fruchtfleisch reiben.

2. Alle Teigzutaten in einen Mixer geben und zu einer teigähnlichen Masse verarbeiten.

3. Den Backofen auf 180 °C Umluft vorheizen.

4. Eine Kuchenform (17 cm Ø) mit Backpapier auslegen, den Teig gleichmäßig darauf verteilen und flach drücken. Am besten mit feuchten Fingern arbeiten, dann bleibt der Teig nicht an den Fingern kleben.

5. Kuchen 20 Minuten im Ofen backen, dann abkühlen lassen.

6. Für die Creme die Vanilleschote mit einem Messer aufschlitzen und das Mark herausschaben.

7. Die Zitrone waschen und mit Küchenpapier abtrocknen. Die Schale abreiben und die ½ Frucht auspressen.

8. Vanillemark, Zitronenabrieb, -saft, Skyr und Birkenzucker in einer Schüssel vermischen.

9. Die Gelatine 5 Minuten in einer Schüssel mit kaltem Wasser einweichen, danach etwas ausdrücken und in einem Topf bei schwacher Hitze schmelzen. Ein wenig von der Creme in den Topf geben und mit der Gelatine verrühren. Dann die Gelatine-Creme-Mischung unter die restliche Creme rühren. Creme auf den ausgekühlten Kuchenboden gießen und Kuchen mindestens 3 Stunden kaltstellen.

10. Die Beeren waschen, Erdbeeren entstielen und Kuchen mit den Beeren garnieren.

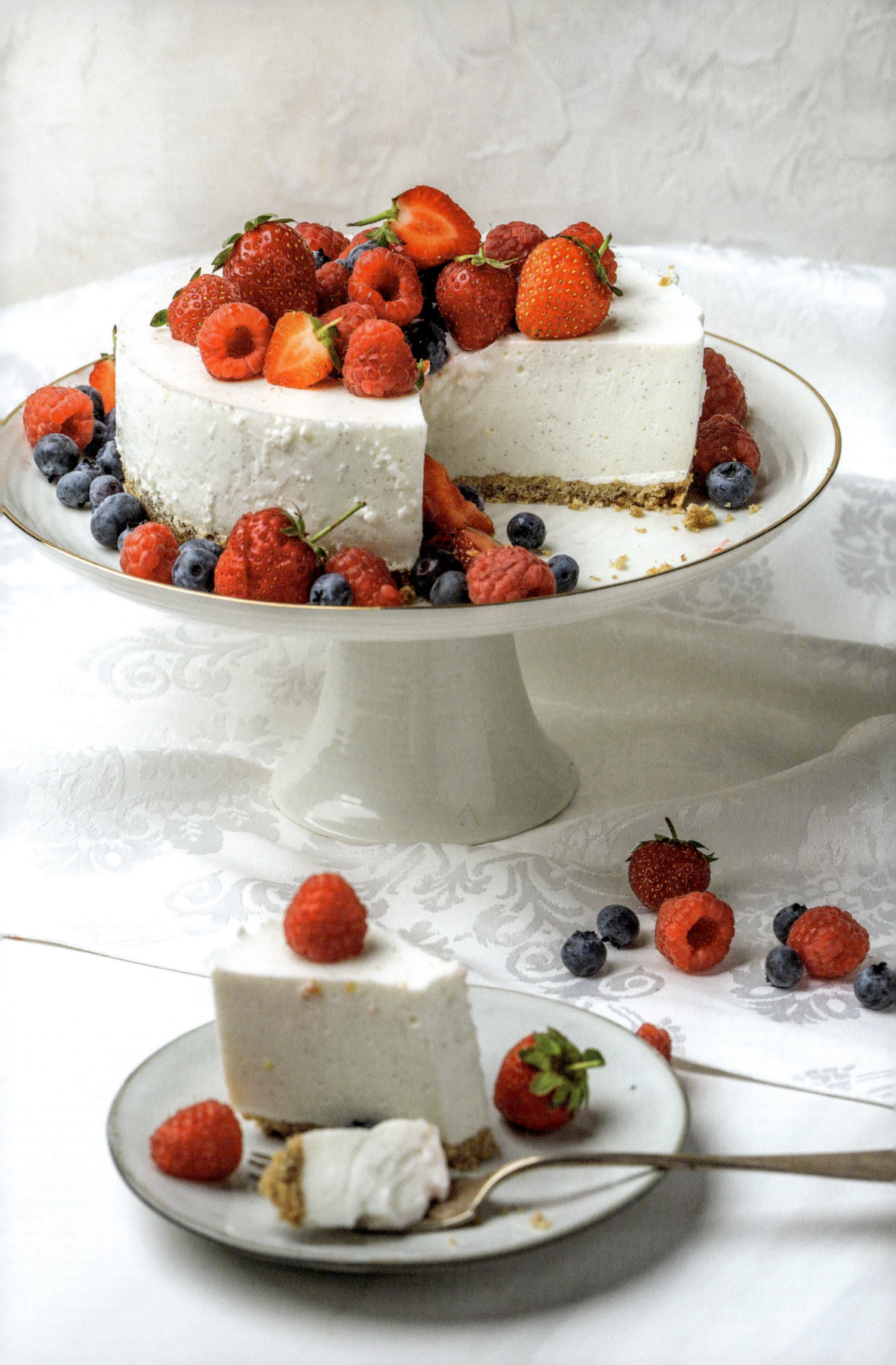

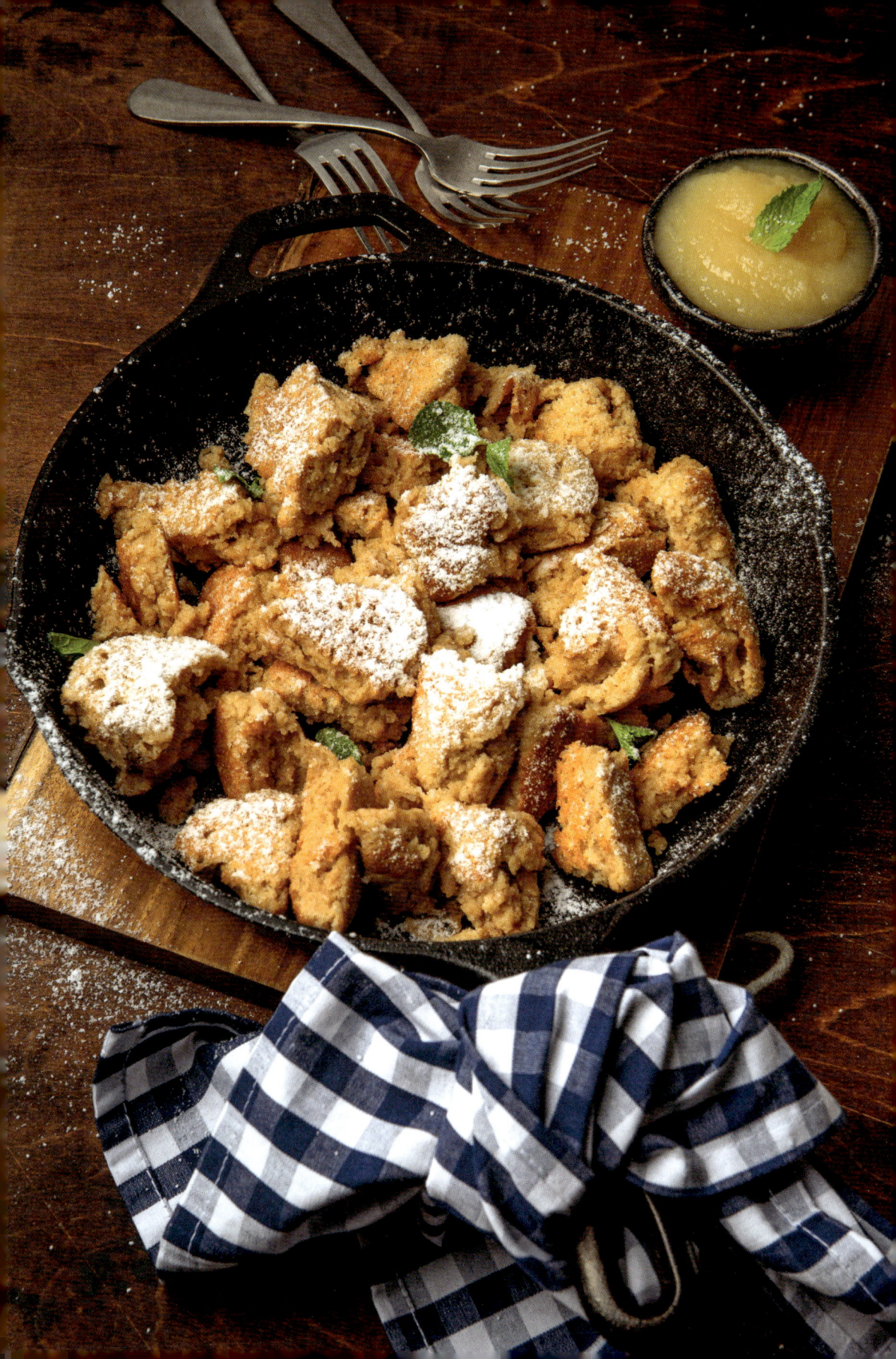

SKYR-KAISERSCHMARRN

Bei diesem süßen Klassiker liegt die Messlatte hoch, doch dieses Rezept wird allen Ansprüchen gerecht. Wie beim Original wird der Teig fluffig weich und ergibt in Kombination mit dem süßen Apfelmus eine köstliche Süßspeise.

NÄHRWERTE PRO PORTION: 291 KCAL, 39,2 G KOHLENHYDRATE, 7 G FETT, 16,6 G EIWEISS
ZUBEREITUNGSZEIT: 30 MINUTEN

FÜR 4 PORTIONEN:

3 Eier
150 g Skyr
200 ml ungezuckerter Mandeldrink
150 g Weizenflocken
50 g Erythrit
1 Prise Zimt
1 Prise Salz
50 g Bio-Dinkelgrieß
etwas Öl zum Braten
150 ml Apfelmus

1. Die Eier trennen. Das Eigelb mit dem Handrührgerät in einer Schüssel mit Skyr und Mandeldrink glatt rühren.

2. Danach die trockenen Zutaten hinzufügen und alles zu einem Teig verarbeiten.

3. Das Eiweiß in einer zweiten Schüssel schaumig schlagen und vorsichtig unter den Teig heben.

4. In einer Pfanne bei kleiner bis mittlerer Hitze etwas Öl erwärmen. Den Teig hineingießen und ca. 10–15 Minuten lang stocken lassen. Dann mit einem Pfannenheber vierteln und die Viertel wenden. Goldbraun backen und in Stücke reißen.

5. Mit Apfelmus servieren.

SKYR-PUDDING

Skyr lässt sich auch wunderbar zu einem Pudding verarbeiten.
In ein Glas gefüllt, ist dies das perfekte Dessert für jede Dinnerparty.

NÄHRWERTE PRO PORTION: 200 KCAL, 20,1 G KOHLENHYDRATE, 7,8 G FETT, 10,4 G EIWEISS
ZUBEREITUNGSZEIT: 20 MINUTEN • KÜHLZEIT: 3 STUNDEN

FÜR 4 PORTIONEN:
3 Blatt Gelatine
250 ml Milch
50 g Erythrit
½ Tonkabohne
200 g Skyr
4 Passionsfrüchte

1. Gelatine 5 Minuten in eine Schüssel mit kaltem Wasser legen.

2. In der Zwischenzeit Milch mit Erythrit und der geriebenen Tonkabohne in einem Topf aufkochen.

3. Milch vom Herd nehmen und Skyr einrühren. Danach etwa 10 Minuten abkühlen lassen.

4. Die Gelatine etwas ausdrücken und dann gründlich unter die Milch-Skyr-Mischung rühren.

5. Den Pudding in Gläser abfüllen und ca. 3 Stunden im Kühlschrank erkalten lassen.

6. Vor dem Verzehr die Passionsfrüchte halbieren und jeweils das Fruchtfleisch einer Passionsfrucht auf einen Pudding löffeln.

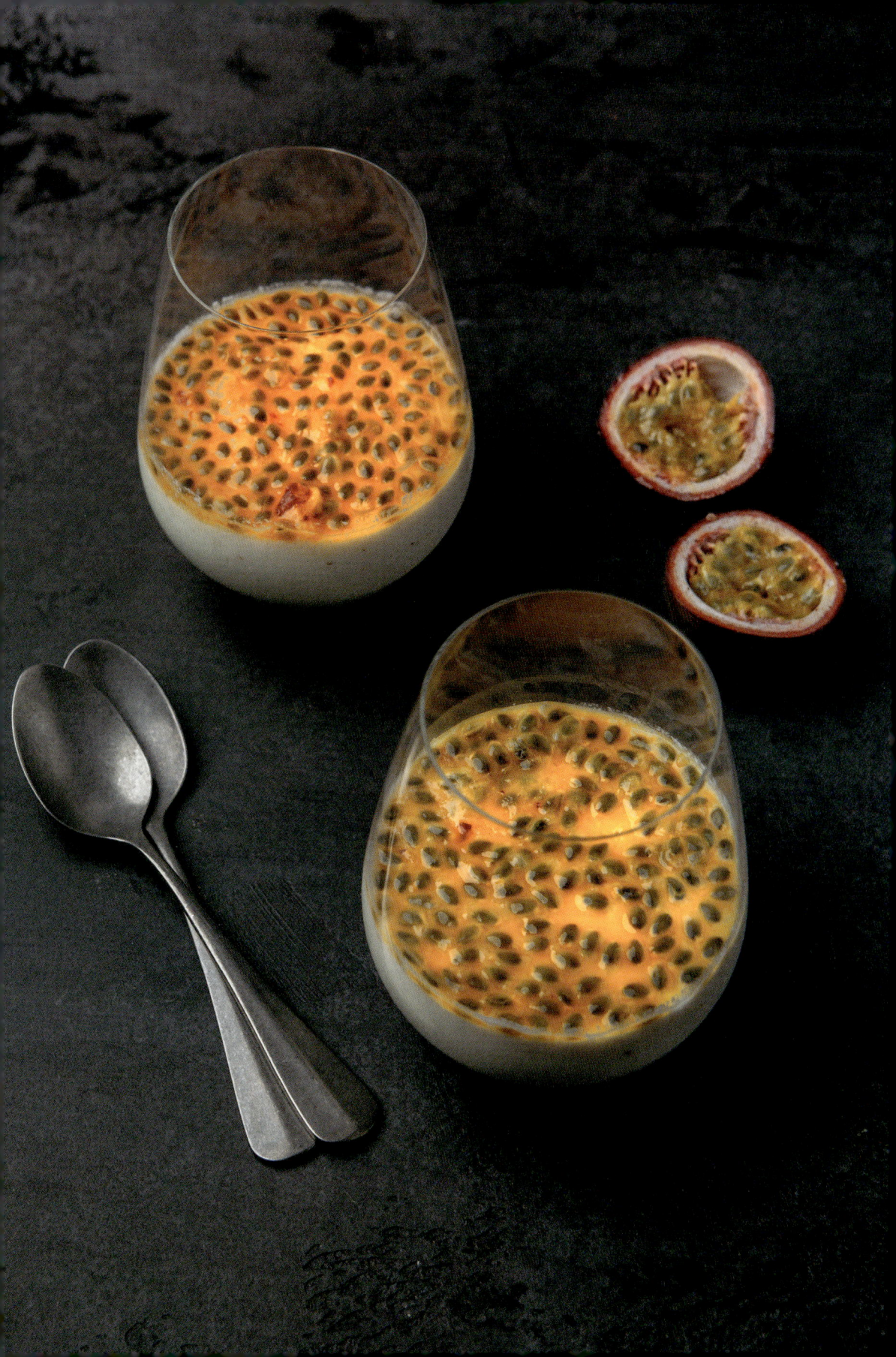

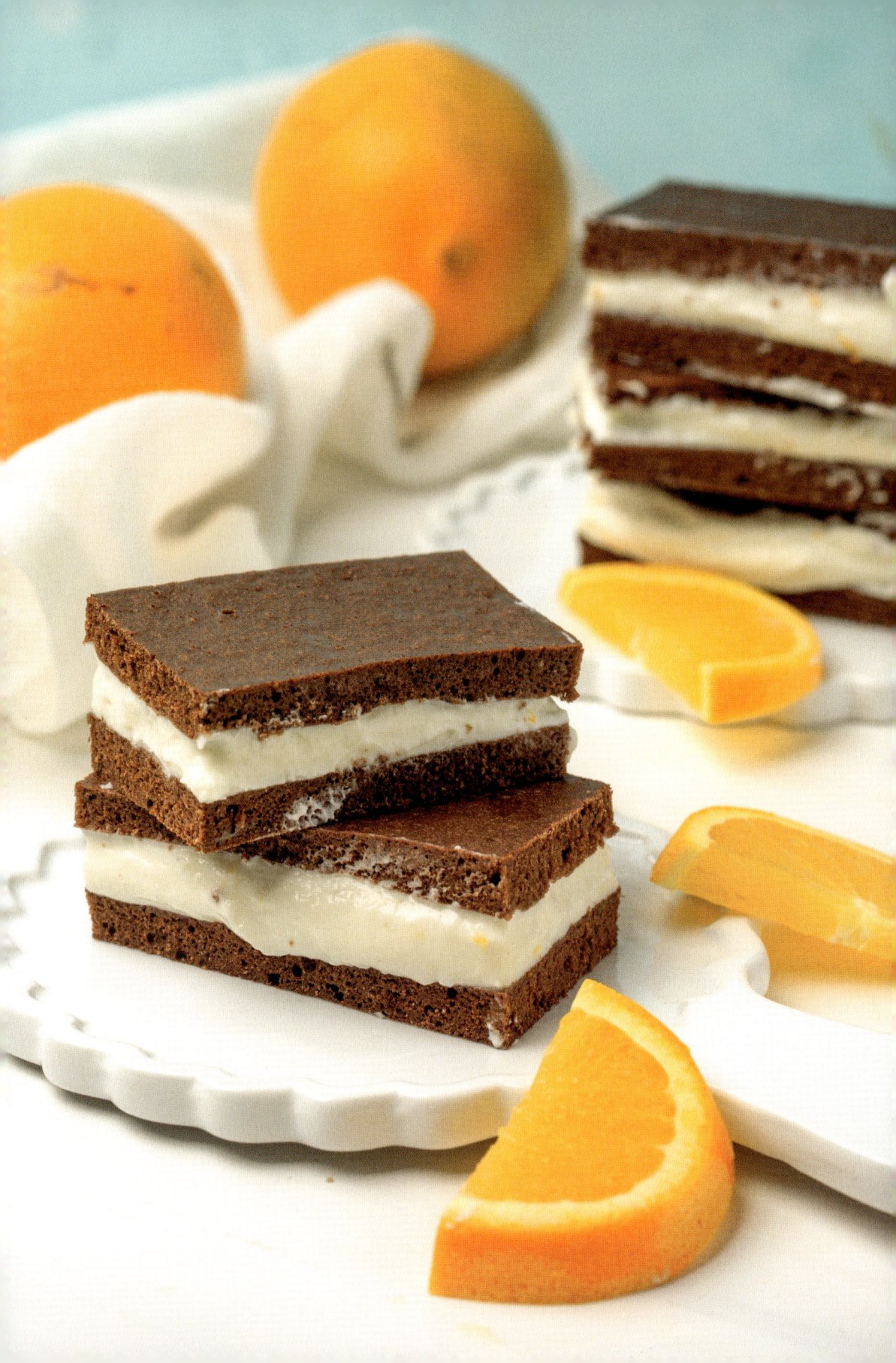

SKYR-SCHNITTEN

Wer Milchschnitten kennt und liebt, wird auch dieses Rezept lieben,
eine hausgemachte und leichte Variante dieses altbekannten Klassikers.

NÄHRWERTE PRO PORTION: 193 KCAL, 22,2 G KOHLENHYDRATE, 9 G FETT, 32,2 G EIWEISS
ZUBEREITUNGSZEIT: 20 MINUTEN • KÜHLZEIT: 2 STUNDEN

FÜR 6 PORTIONEN:

Für den Teig:

80 g Vollkornmehl
70 g Erythrit
4 Eier
½ TL Backpulver
1 Vanilleschote

Für die Creme:

Abrieb von 1 Bio-Orange
330 g Skyr
170 g Philadelphia light
50 g Erythrit
4 Blätter Gelatine

1. Den Backofen auf 180 °C Ober-/Unterhitze vorheizen.

2. Alle Zutaten für den Teig in einer Schüssel vermischen und mit dem Handrührgerät zu einer glatten Masse rühren.

3. Den Teig gleichmäßig auf einem mit Backpapier belegten Blech verteilen. Dann 10 Minuten im Ofen backen.

4. Den Teig aus dem Ofen holen, auskühlen lassen und die Ränder abschneiden, sodass ein schönes Rechteck entsteht.

5. Die Orange waschen, mit Küchenpapier abtrocknen und die Schale abreiben.

6. Mit den restlichen Zutaten für die Creme (außer der Gelatine) in einer Schüssel vermischen.

7. Gelatine 5 Minuten in einer Schüssel mit kaltem Wasser einweichen. Danach etwas ausdrücken und in einem Topf schmelzen.

8. Ein wenig von der Creme in den Topf geben und mit der Gelatine vermischen, dann die Gelatine-Mischung unter die restliche Creme heben.

9. Den ausgekühlten Boden in der Mitte durchschneiden, sodass zwei gleich große Stücke entstehen.

10. Die untere Hälfte dick mit der Creme bestreichen, dann die andere Hälfte vorsichtig darauflegen.

11. Den gefüllten Kuchen mindestens 2 Stunden im Kühlschrank kalt stellen. Dann in Schnitten beliebiger Größe schneiden.

SKYR MIT FEIGEN UND NÜSSEN

Man muss Skyr natürlich nicht immer weiterverarbeiten, und es muss auch nicht kompliziert sein. Einfach Skyr mit ein paar Extras aufpeppen – schon hat man eine wunderbare Leckerei.

NÄHRWERTE PRO PORTION: 401 KCAL, 56,4 G KOHLENHYDRATE, 8,6 G FETT, 24,9 G EIWEISS
ZUBEREITUNGSZEIT: 5 MINUTEN

FÜR 1 PORTION:
1 EL Pekannusskerne
2 Feigen
200 g Skyr
2 EL Honig

1. Die Pekannusskerne kurz in einer Pfanne ohne Öl rösten, dann grob hacken.

2. Die Feigen waschen und je nach Größe halbieren oder vierteln.

3. Skyr auf einem Teller anrichten, mit Honig beträufeln und mit Pekannüssen und Feigen belegen.

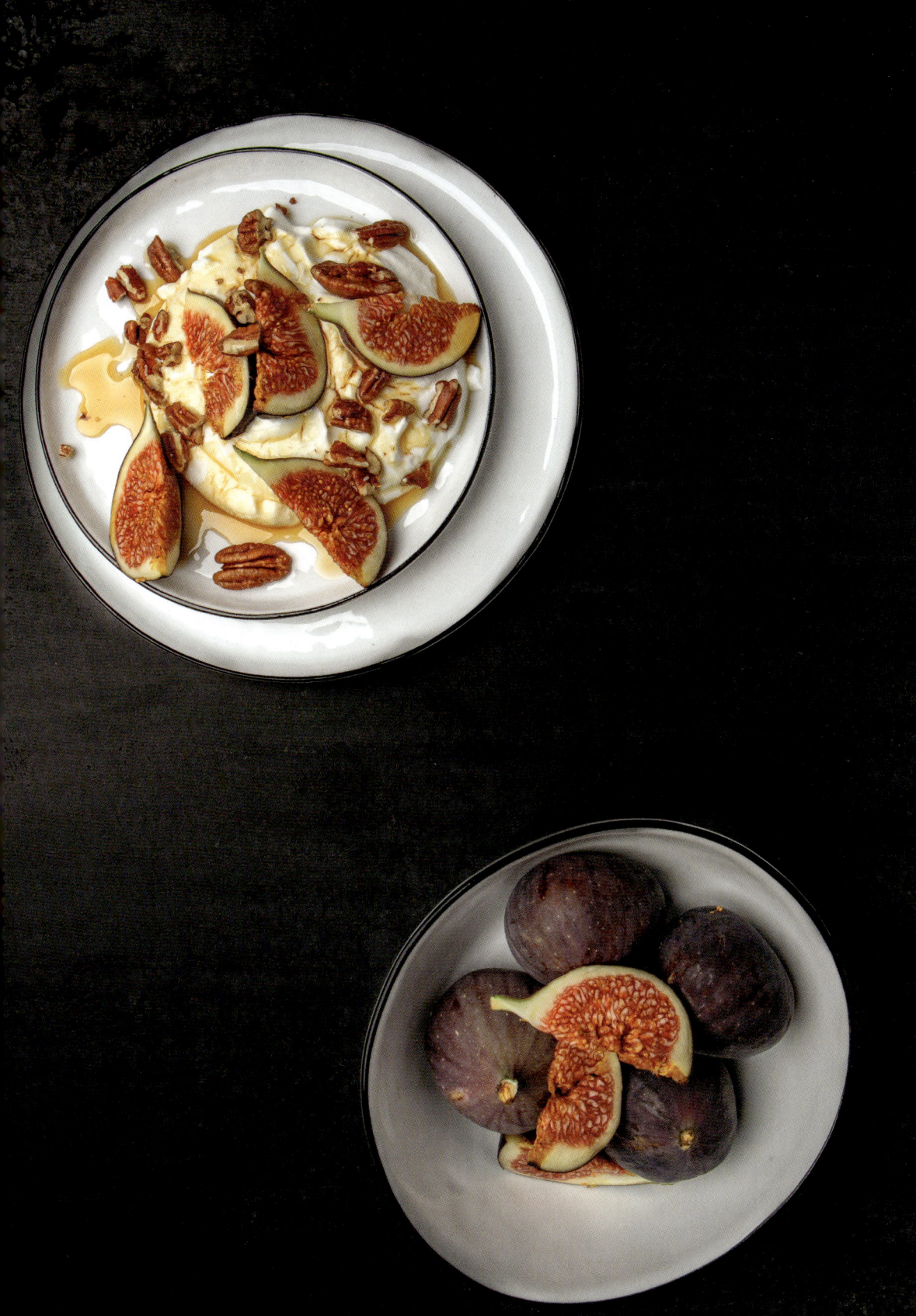

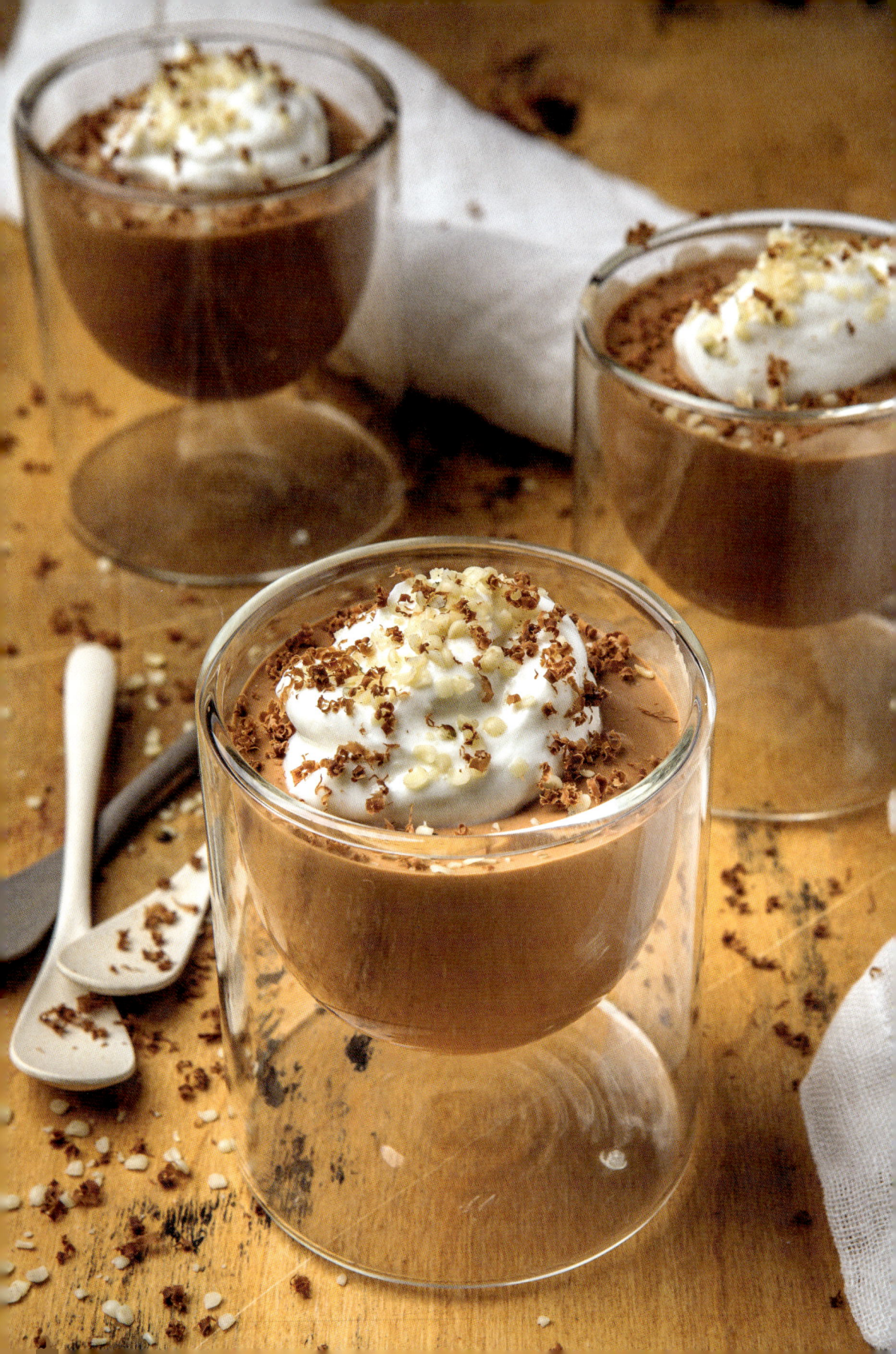

SCHOKO-BANANEN-SKYR

Banane, Mandeldrink, Kakao und etwas dunkle Schokolade –
dieses Rezept versüßt garantiert jeden Tag und ist dabei auch noch gesund.

NÄHRWERTE PRO PORTION: 229 KCAL, 21,4 G KOHLENHYDRATE, 8,2 G FETTE, 14,4 G EIWEISS
ZUBEREITUNGSZEIT: 10 MINUTEN

FÜR 4 PORTIONEN:

- 60 g dunkle Schokolade
  (70 % Kakao-Anteil)
- 3 Bananen
- 400 g Skyr
- 100 ml ungesüßter
  Mandeldrink
- 20 g Kakaopulver
- 1 EL Hanfsamen

1. Die Schokolade in einer Schüssel über einem Wasserbad schmelzen.

2. Die Bananen schälen, grob zerschneiden, mit der Schokolade, 300 g Skyr, Mandeldrink und Kakaopulver in einen Mixer geben und cremig rühren.

3. Creme in 4 Gläser füllen, gleichmäßig mit dem restlichen Skyr und den Hanfsamen garnieren.

KOKOSPUDDING

Schnell und einfach zubereitet, leicht und köstlich – dieser Kokospudding ist ein wunderbares Dessert, das man ohne schlechtes Gewissen genießen kann.

NÄHRWERTE PRO PORTION: 363 KCAL, 3,3 G KOHLENHYDRATE, 8,4 G FETT, 38,3 G EIWEISS
ZUBEREITUNGSZEIT: 10 MINUTEN • KÜHLZEIT: 4 STUNDEN

FÜR 8 KLEINE PORTIONEN:

Für den Pudding:

400 ml ungezuckerte
   Kokosmilch, leicht
130 g Skyr
50 g Erythrit
1 Prise geriebene
   Tonkabohne
6 Blatt Gelatine

Für das Topping:

250 g TK-Beeren
30 g Erythrit
20 g Kokosraspel

1. Alle Zutaten für den Pudding (außer der Gelatine) in einer Schüssel vermischen.

2. Die Gelatine 5 Minuten in einer Schüssel mit kaltem Wasser einweichen. Danach etwas ausdrücken und in einem Topf schmelzen. Ein wenig von dem Pudding in den Topf geben und mit der Gelatine vermischen, dann die Gelatine-Mischung unter den Pudding heben.

3. Die Masse in Muffinformen füllen und mindestens 4 Stunden in den Kühlschrank stellen.

4. Kurz vor dem Servieren die gefrorenen Beeren für das Topping 5 Minuten lang in einem Top erhitzen, Erythrit hinzufügen und alles mit dem Stabmixer pürieren. Danach noch 10 Minuten köcheln lassen.

5. Pudding mit einem Messer vorsichtig aus den Formen lösen, auf Teller setzen und mit Kokosraspeln bestreuen. Auf jeden Pudding etwas von der Beerensauce geben und servieren.

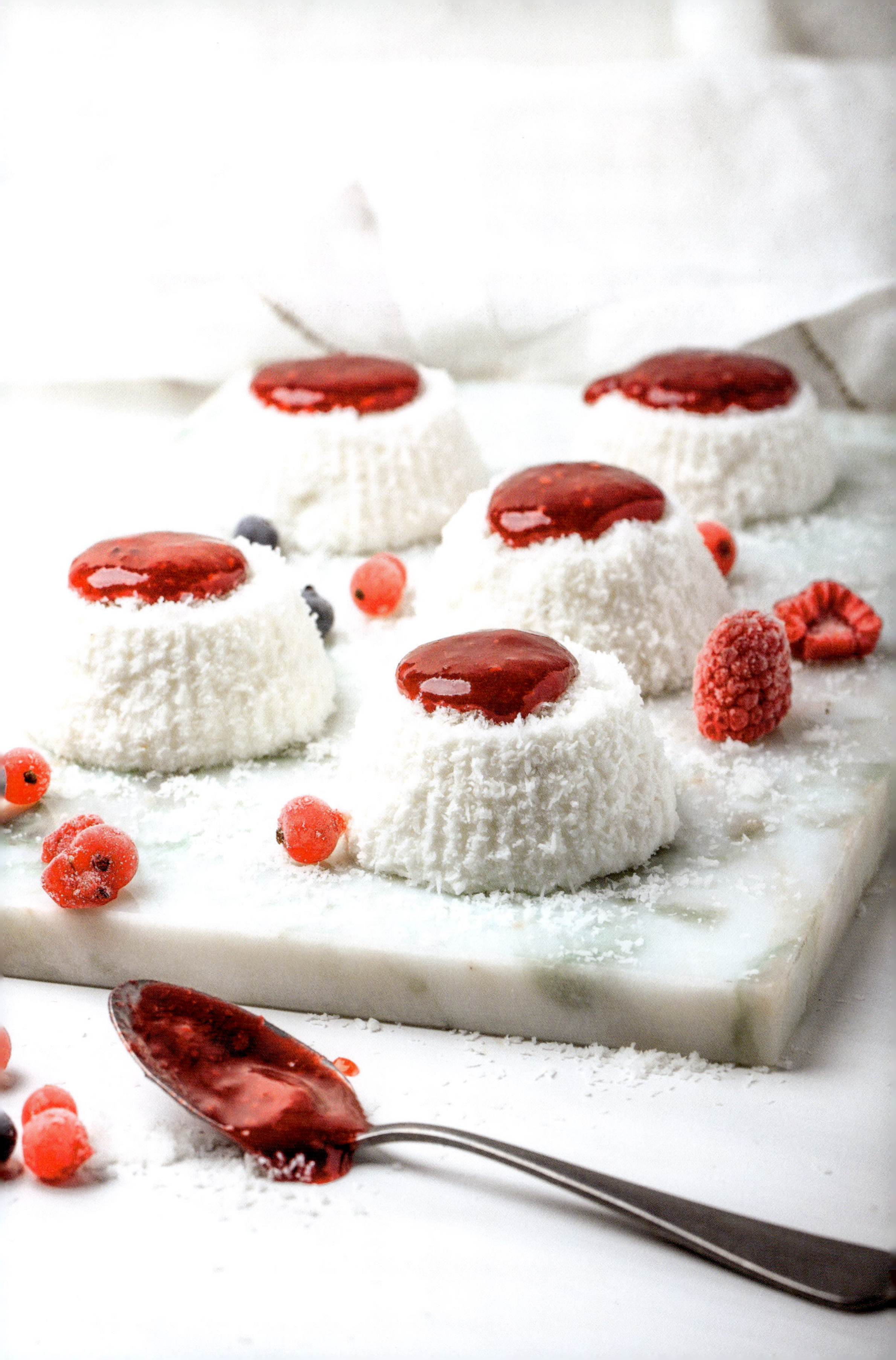

AVOCADO-JOHANNISBEER-DESSERT

Avocados enthalten eine Menge an ungesättigten Fettsäuren, was sie zu einem starken Partner in einer gesunden Ernährung macht. Die Säure der Johannisbeeren liefert einen spannenden Kontrast zur Cremigkeit der Avocado.

....

NÄHRWERTE PRO PORTION: 349 KCAL, 22,4 G KOHLENHYDRATE, 22,3 G FETTE, 15,3 G EIWEISS
ZUBEREITUNGSZEIT: 10 MINUTEN

....

FÜR 4 PORTIONEN:
½ Bio-Limette
150 g Avocado
(ca. 1 Avocado)
100 ml Kokos-Reisdrink
100 g Erythrit
50 g frisches
Kokosnussfleisch
200 g Skyr
100 Rote Johannisbeeren

1. Die Limette waschen und mit Küchenpapier abtrocknen. Schale der Limette abreiben und die Frucht auspressen.

2. Avocado halbieren, den Kern entfernen und das Fruchtfleisch mit einem Löffel aus der Schale heben.

3. Kokos-Reisdrink, Avocadofruchtfleisch, 50 g Erythrit sowie den Saft und die Zesten der Limette im Mixer fein cremig pürieren.

4. Das Kokosnussfleisch in kleine Stücke schneiden (ca. 1 cm).

5. Skyr in einer zweiten Schüssel mit dem restlichen Erythrit mischen.

6. Die Johannisbeeren waschen und vom Stiel abzupfen.

7. Die Avocadocreme und den Skyr abwechselnd mit Kokosnussstücken und Johannisbeeren in kleine Gläser schichten, mit Johannisbeeren garnieren und servieren.